杏林治验系列

脾胃疾病辨治精粹

主　　编　董明国

副 主 编　周　正　袁瑞兴

编　　委（以姓氏笔画为序）

邓艳华　卢晓敏　吕沛东　祁树浩　肖菁菁

吴佩珊　何锦雄　张凤敏　周　正　袁瑞兴

莫梦莹　翁佩珊　黄广文　彭文婉　董明国

黎少玲　黎嘉辉

编写秘书　祁树浩（兼）

人民卫生出版社

·北　京·

图书在版编目（CIP）数据

脾胃疾病辨治精粹 / 董明国主编 . -- 北京 ：人民卫生出版社，2025. 11. --（杏林治验系列）. -- ISBN 978-7-117-38888-7

Ⅰ. R256.3

中国国家版本馆 CIP 数据核字第 20255XB936 号

人卫智网	www.ipmph.com	医学教育、学术、考试、健康，购书智慧智能综合服务平台
人卫官网	www.pmph.com	人卫官方资讯发布平台

杏林治验系列

脾胃疾病辨治精粹

Xinglin Zhiyan Xilie

Piwei Jibing Bianzhi Jingcui

主　　编：董明国
出版发行：人民卫生出版社（中继线 010-59780011）
地　　址：北京市朝阳区潘家园南里 19 号
邮　　编：100021
E - mail：pmph @ pmph.com
购书热线：010-59787592　010-59787584　010-65264830
印　　刷：三河市宏达印刷有限公司
经　　销：新华书店
开　　本：710 × 1000　1/16　　印张：11
字　　数：174 千字
版　　次：2025 年 11 月第 1 版
印　　次：2025 年 11 月第 1 次印刷
标准书号：ISBN 978-7-117-38888-7
定　　价：45.00 元
打击盗版举报电话：010-59787491　E-mail：WQ @ pmph.com
质量问题联系电话：010-59787234　E-mail：zhiliang @ pmph.com
数字融合服务电话：4001118166　E-mail：zengzhi @ pmph.com

前　言

脾胃为后天之本，气血生化之源，其盛衰关乎人之寿夭。《素问》云："脾胃者，仓廪之官，五味出焉。"自《黄帝内经》奠定脾胃理论之基，仲景创方证之法，李杲立脾胃内伤之说，叶桂倡胃阴之论，历代医家对脾胃病的认识不断深化，形成了丰富而系统的理论体系与临床经验。

本书立足传统，守正创新，系统梳理了脾胃病学术源流，同时详细论述了脾胃病科常见13个病种的诊治，重点从病因病机、辨证治疗、医案解要及特色疗法等方面进行了叙述，同时梳理及辑录了国内各名老中医的名方，注重经典理论的传承，并结合现代临床实践，体现了"读经典、做临床、悟真知"的治学精神。尤为可贵的是，书中精选大量真实医案，辨证精准，用药精当，并附以详尽按语，使读者既能明理，又能致用，对临床医师及中医爱好者均有重要参考价值。

东莞地处岭南，气候湿热，民众饮食偏于肥甘厚味，故脾胃病证候多兼夹湿、热、痰、瘀等邪实。本书结合地域特点，对"湿热困脾""肝胃不和""脾虚湿盛"等常见证型论述尤详，并融入岭南医学特色，如运用芳香化湿、健脾消导等法，体现了"因地制宜"的辨证思维。

作为临床医生，编者深知脾胃病诊治之难——其证候复杂多变，虚实寒热交错，稍有不慎，易犯虚虚实实之戒。本书由东莞市中医院脾胃病团队编写，团队长期扎根临床，经验丰富，辨证思路清晰，治法灵活多变，或取经方之精炼，或用时方之轻灵，或融汇现代研究成果，展现了扎实的学术功底与丰富的临证智慧。书中所述，皆从实践中来，又能回归实践，读之如亲历其诊，获益良多。

当前，随着人们生活方式和饮食结构的改变，脾胃病发病率居高不下，而中医在调理脾胃功能、改善症状、提高生活质量方面具有独特优势。本书的出版，不仅为中医脾胃病学术传承与发展提供了宝贵资料，也为临床医师提供了实用的诊疗参考。希望读者能从中汲取精华，融会贯通，在临床中灵活运用，造福更多患者。

中医药的传承创新，离不开一代代医家的努力。东莞市中医院脾胃病团队深耕临床，勤于总结，将此书呈现于世，实为杏林之幸。愿此书能成为脾胃病诊疗领域的一盏明灯，指引后学，启迪来者。

董明国

2025 年 8 月

目 录

第一章　脾胃科发展源流与学科建设

一、概　述

中医脾胃病学是一门研究脾胃生理功能，病理变化及其相关疾病诊断、治疗和预防的临床学科。中医学认为人体是一个五脏为中心，配以六腑，并以经络邻接成有机的整体，并不完全与西医学的解剖定位相同。中医所说的脾胃系统，除了脾胃脏腑本身，还包含其所属的太阴、阳明经络，及其所主的功能活动。除了现代医学所指的消化系统外，还有许多全身性功能范畴，如内分泌系统、代谢系统、免疫系统、神经系统等的部分功能。脾胃病的概念亦不能限制于消化系统疾病，它不仅只是胃肠道疾病，更与肝胆系统等病变密切相关。

脾胃为人体气血生化的源头以及后天之本。胃的主要运行机制是受纳并腐熟食物，脾则起到运输、转化、分布的作用，大小肠在这一环节中的主要作用则是受盛化物、分清泌浊以及对产生的糟粕进行传输转化。发挥上述功用的同时，还需要其他脏腑的协调控制，如肝脏起到疏泄、转枢的作用，肾脏起到滋养、温煦之功用，各脏腑协调配合，食物的摄入、吸收和转化过程才得以顺利完成，从而为人体提供生存所需的水谷精微和气血津液等基础物质，是机体产生能量并将之输送作用至各个脏器及肢体的前提。由此可见，中医的脾胃学说在疾病的防治中有着重要的地位和广泛的应用。近现代由于分科趋于细密，如今脾胃病症的研究诊治范围主要是胃肠相关疾病，接近于西医的消化科。中医的脾胃学说有着悠久的历史渊源，脾胃学说的发展经历了从无到有，不断发展完善和成熟的阶段。

二、脾胃疾病人群的中医生理病理特点

脾主运化，胃主受纳，两者共同完成对食物的消化、吸收和输布。脾还具有统血、主肌肉四肢的功能，而胃则与脾相表里，共同维持人体的正常生理活动。脾胃疾病的病因主要包括饮食不节、情志失调、劳倦过度、外感邪气等。

这些因素导致脾胃功能失调，进而引发各种病理变化。常见的病机有脾胃虚弱、脾胃湿热、脾胃虚寒、肝郁脾虚等。脾胃疾病人群常表现为消化功能减弱，如食欲缺乏、腹胀、便溏等。由于脾胃为气血生化之源，脾胃虚弱还会导致气血不足，出现乏力、面色萎黄等症状。此外，脾胃疾病人群的免疫功能和代谢功能也往往受到影响。脾胃疾病的病理特点主要体现在消化系统的功能障碍和全身性的病理变化两个方面。常见的病理变化包括胃黏膜炎症、溃疡、萎缩以及肠道功能紊乱等。全身性的病理变化则涉及气血不足、水湿停滞、痰浊内生等，这些变化进一步影响其他脏腑功能，形成复杂的病理网络。脾胃疾病是临床常见病、多发病，其生理病理特点复杂多样。脾胃疾病人群的中医生理病理特点主要体现在脾胃功能的失调，以及由此引发的一系列病理变化方面。以下从生理特点和病理特点两个方面进行详细描述。

（一）生理特点

（1）脾胃虚弱，正气不足：脾胃为后天之本，气血生化之源。脾胃虚弱，则运化失常，气血生化不足，正气亏虚，卫外不固，易感外邪。

（2）升降失常，气机阻滞：脾胃居于中焦，为气机升降之枢纽。脾胃失调，则升降失常，气机阻滞，可出现脘腹胀满、嗳气、恶心、呕吐等症状。

（3）燥湿不调，痰湿内生：脾喜燥恶湿，胃喜润恶燥。脾胃失调，则燥湿不调，水湿内停，聚湿生痰，可出现食欲缺乏、口淡无味、大便黏滞等症状。

（二）病理特点

（1）本虚标实，虚实夹杂：脾胃疾病多属本虚标实之证，本虚以脾胃气虚、阳虚、阴虚为主，标实以食积、气滞、血瘀、痰湿、湿热等为主。

（2）寒热错杂，症状多变：脾胃疾病者多见寒热错杂，如脾胃虚寒兼湿热内蕴，或胃热脾寒等，症状复杂多变。

（3）病程缠绵，反复发作：脾胃疾病多起病缓慢，病程较长，且易反复发作，难以根治。

三、中医脾胃病学的发展源流

（一）中医脾胃病学说的框架形成

1. 始于先秦　脾胃理论在先秦至汉唐时期初步形成。《黄帝内经》奠定了脾胃学说的理论基础，强调脾胃在人体生理功能中的核心地位。如《素问》

中提到："脾胃者，仓廪之官，五味出焉。"书中还提出了脾胃与五脏六腑的关系，以及脾胃失调导致的疾病机制，如"脾主运化""胃主受纳"等。张仲景在《伤寒杂病论》中系统论述了脾胃病的辨证论治方法，提出了许多经典方剂，如治疗脾胃虚弱的"理中汤"、治疗寒热错杂的"半夏泻心汤"等，同时对脾胃病的病因病机进行了深入探讨，为后世脾胃病的治疗提供了重要依据。

2. **盛于金元**　脾胃理论在宋金元时期得到深化与创新。金元四大家之一的李杲创立"脾胃论"，在其著作《脾胃论》中系统阐述了脾胃的重要性。他强调脾胃气虚是许多疾病的根本原因，创立了"补土派"，主张通过补益脾胃来治疗疾病，代表方剂如"补中益气汤""升阳益胃汤"等。朱震亨提出"阳常有余，阴常不足"的理论，创立了"滋阴派"，强调脾胃阴虚的重要性，注重滋阴降火，创制"滋阴四物汤"等方剂。

3. **发展于明清**　明清时期，脾胃理论有了系统的总结并全面发展。张介宾在《景岳全书》中对脾胃病的病因、病机、辨证论治进行了系统总结，后人总结其核心观点为"脾胃为气血之本"，强调调理脾胃在疾病治疗中的重要性。清代温病学派代表人物叶桂提出"胃阴学说"，强调胃阴不足在脾胃病中的重要性，丰富了脾胃病的治疗方法。同时期的《医宗金鉴》一书也对脾胃病的诊疗经验进行了系统总结，成为后世学习脾胃病的重要参考。

脾胃学说始于《黄帝内经》，经金元名家李杲发展，脾胃病的理论体系逐渐完善，形成了以"脾胃为后天之本"为核心的理论框架。古代医家通过临床实践，总结出了脾胃病的辨证论治方法，如脾胃虚弱、脾胃湿热、肝郁脾虚等证型的治疗原则。中医脾胃病学在古代经历了从理论奠基到系统总结的发展过程，形成了独特的理论体系，总结了丰富的临床经验。古代医家对脾胃病的深刻认识为现代脾胃病学的发展奠定了坚实基础，其理论和方药至今仍具有重要的临床指导意义。

（二）岭南脾胃病学说的历史渊源

中医治病强调随地域环境有所变化，这就是中医"三因制宜"原则中的"因地制宜"。中国幅员辽阔，各地区的气候环境有较大的差异，岭南地区气候炎热，潮湿多雨。脾胃主受纳腐熟及运化水谷，胃居六腑之首，腑为"传化物而不藏"；脾为五脏之轴，五脏则"藏精气而不泻"。脾之特性为喜燥恶湿，故此湿性黏滞，易阻气机及困脾阳，而岭南居民患脾胃系疾病较为常见，由于脾胃为后天之本、气血生化之源，且此地居民又多喜海鲜及贪凉冷饮，故一旦脾胃病变，则较为缠绵难愈。历代医家在《黄帝内经》的理论基础上不断对脾胃学说进行探讨认识，《巢氏诸病源候总论》中有言，“脾气盛，为形有余，则病腹胀，溲不利……是为脾气之实也，则宜泻之。脾气不足，则四支不用，后泄食不化，呕逆，腹胀，肠鸣，是为脾气之虚也。”故其病因有三：饮食失调、劳累过度、急慢性病。以上诸因耗伤脾胃，导致脾胃不足，运化失健。李杲强调脾胃为元气之源，人体气机升降之枢纽，治疗多从温补脾胃，升举阳气立论。清代著名医家叶桂创立胃阴学说，强调脾胃分治，脾胃体用各异，太阴湿土，得阳始运；阳明燥土，得阴自安，以脾喜刚燥，胃喜柔润也。叶桂补充和完善了中医脾胃学说，对脾胃学说的发展作出了巨大贡献。

后世医家在《黄帝内经》的基础上，对地理环境影响临床治疗有一些更为具体的论述。如六朝时期的陈延之指出治冷病，用温药分量多者，宜江西、江北（长江以西、长江以北）；用温药分量少者，宜江东（长江以东）、岭南。唐代孙思邈也提到江南、岭南两地暑湿热，肌肤薄脆，腠理闭实，用药重复。晋唐乃至宋代，对地域环境影响的认识大多局限于用药法则、治疗分量等具体差异上，逐步积累了一些初步的经验。

唐宋以来，许多医家结合本地区具体时宜、地宜，写下了不少富有地方特色的医学专著，诸如唐代李暄的《岭南脚气论》；明代王永辅的《惠济方》；等。宋代陈师文、琼州的丘敦、何梦瑶、朱沛文等著名医家，在中国医学史上占有重要的地位。岭南名医代代相传，他们精勤不倦，著述颇丰，上自中古，下迄民用，有 200 余种医籍。到了近代，岭南最早建立了中医学术团体——广东医学求益社。现代国医大师邓铁涛研究脾胃学说数十年，对脾胃学说的发展做出了巨大的贡献。岭南名中医在传承脾胃学说的基础上，又对脾胃之生理病理及辨治规律有了进一步的认识，并在治病防病之时，善于应用调理脾胃之法。

第二章　胃脘痛

胃脘痛，即西医中的慢性胃炎、慢性萎缩性胃炎。

一、概　述

胃脘痛，是以上腹胃脘部近心窝处疼痛为主症的病症。临床主要表现为上腹疼痛不适。“胃脘痛”之名最早记载于《黄帝内经》，如《灵枢》指出“胃病者，腹䐜胀，胃脘当心而痛。”并首先提出胃痛的发生与肝、脾有关。主要由外邪犯胃、饮食伤胃、情志不畅和脾胃素虚等因素引起胃气郁滞、胃失和降，从而发生胃痛。西医学中的慢性胃炎、慢性萎缩性胃炎、急性胃炎、胃溃疡、十二指肠溃疡等病，以上腹部疼痛为主要症状者，属于中医学的胃脘痛范畴，均可参考本章节进行辨证论治。胃黏膜萎缩、肠化生、异型增生是常见的胃癌前疾病和胃癌前病变，将此作为临床定位对于胃癌二级的预防具有重要意义。

二、病因病机

中医学认为本病发生主要与外邪犯胃、饮食伤胃、情志不畅和脾胃素虚等因素有关，本病病位在胃，与肝、脾两脏关系密切。广东省名老中医何炎燊教授认为胃脘痛的基本病机是胃膜受伤，脾虚气滞，胃失和降。胃脘痛早期由外邪、饮食、情志所伤者，多为实证；后期常为脾胃虚弱，但往往虚实夹杂，如脾胃虚弱夹湿、夹瘀等。

1. **感受外邪**　《脾胃论》中有言，“肠胃为市，无物不包、无物不入，若风、寒、暑、湿、燥一气偏胜，亦能伤胃损脾”，这说明外感六邪也能引发胃脘痛。外邪中以寒邪最容易侵犯人体，内伤于胃。《素问》中有言，“寒气客于肠胃……血不得散，小络急引，故痛”，明确指出外感寒邪，客于胃肠之后，寒性收引，络脉急引，不通则痛。《素问》中亦有诸如少阳热邪偏胜，侵袭体表，若治疗不当（如误用攻下等方法），则会致脾胃受损，而热邪则内陷并结于心下胃脘部，致中焦气滞从而形成痞满致胃脘痛的阐述。岭南地区以湿邪、热邪常见，何炎燊教授认为夏暑之际，湿热之邪当道，湿性重浊，困遏脾胃，久郁化热，导致胃失和降，亦易致病。

2. **内伤饮食**　饮食不节，或过饥过饱，损伤脾胃，胃气壅滞，致胃失和降，不通则痛。如《医学正传》中之言论“致病之由，多因纵恣口腹，喜好辛酸，恣饮热酒煎煿，复餐寒凉生冷，朝伤暮损，日积月深……故胃脘疼痛”，纵恣口腹，嗜食辛辣倍，刺激食物，或喜肥甘厚味，或恣饮酒浆，助湿热内生，蕴结脾胃，影响脾胃运化、分清泌浊，导致气机升降失调，难以腐熟水谷而积滞于胃肠道，使胃黏膜受损，出现胃脘疼痛痞满等症状。随着当今社会民众生活水平的提高，饮食往往过剩，加上暴饮暴食等不良饮食习惯，广东省名中医董明国认为“食毒”容易蓄积，对胃造成巨大的负担，故独创“食毒理论”，当以消食强胃法治疗胃脘痛，常配伍鸡内金、炒麦芽治疗食毒引起的胃脘痛。

3. **情志失调**　《素问》中有云：“木郁之发……故民病胃脘当心而痛。”肝主疏泄，有调畅情志及促进中焦脾胃运化的功能，其为刚脏，喜条达，恶抑郁。若忧思恼怒致肝气疏泄不畅，肝木乘土，则引起脾失健运、胃失受纳，脾气不升、胃气不降，气机郁滞而发病。正常情况下，肝之疏泄条达有利于脾之运化输布，使清阳之气升发，又可助胃之受纳腐熟，使浊阴之气下降，然而在病理情况下，肝之病变最易影响脾胃，如疏泄不及则“肝气郁结”，如疏泄太过则肝气乘脾，多出现“肝胃不和”，故用药方面加入疏肝理气之品。

4. **脾胃素虚**　《金匮要略》中明确指出“四季脾王不受邪”，强调脾健则最不易受内外邪的干扰而发病。若因久病迁延不愈、劳倦纵欲太过或年老体虚等因素损伤脾胃，导致脾胃虚弱，则脾气无法升清，胃气难以降浊，运化失权日久致胃失濡养则会出现本病。何炎燊教授认为脾胃受损、脾胃虚弱，无以运化水湿、湿滞中焦，日久化热而成，故胃脘痛证多为虚实相兼、寒热错杂、升降失常，并提出辛开苦降法用于治疗，如用新订理气六君子汤、半夏泻心汤加减进行治疗。

三、辨证治疗

1. 脾胃气虚证

【症状】胃脘隐痛或胀满，餐后明显，纳呆食少，疲倦乏力，少气懒言，大便溏薄。舌淡或有齿印，苔薄白，脉沉弱。

【治法】益气健脾，和胃止痛。

【方药】理气六君子汤（何炎燊教授新订方）或香砂六君子汤加减（何炎燊教授新订方）。

理气六君子汤（何老新订方）：党参 20g，白术 15g，茯苓 15g，甘草 5g，陈皮 5g，半夏 12g，厚朴花 6g，柴胡 12g，枳壳 10g，白芍 15g，竹茹 15g。

香砂六君子汤：党参 20g，白术 10g，茯苓 20g，甘草 5g，陈皮（后下）10g，半夏 5~10g，砂仁（后下）5~10g，木香（后下）10g。

2. 脾胃虚寒证

【症状】胃痛隐隐，喜温喜按，劳累或受凉后发作或加重，泛吐清水，纳呆食少，神疲倦怠，手足不温，大便溏薄。舌淡苔白，脉虚弱。

【治法】温中健脾，和胃止痛。

【方药】加减黄芪建中汤（何炎燊教授古方化裁）或附子理中丸。

加减黄芪建中汤：黄芪 30~50g，白芍 30g，桂枝 10g，炙甘草 5g，大枣肉 3 枚，党参 25g，山药 25g，炒麦芽 30g，生姜（煨）5g，陈皮 5g。

附子理中丸：附子（先煎）5~30g，党参 15~30g，干姜 5~10g，白术 10~20g，炙甘草 5~10g。

3. 肝郁气滞证

【症状】胃脘胀痛或伴胀满不适，嗳气频作，胁肋胀痛，胸闷不舒，症状因情绪因素诱发或加重。舌苔薄白，脉弦。

【治法】疏肝和胃，理气止痛。

【方药】健胃消胀方（董明国经验方）、四逆散加减或小柴胡汤加减。

健胃消胀方：大腹皮 15g，枳实 15g，沉香 5g，山药 20~30g，鸡内金 15g，太子参 15g，石斛 15g，墨旱莲 15~20g，莪术 10g，紫苏梗 10g，甘草 5g。

四逆散：柴胡 10g，枳壳 / 枳实 10~15g，白芍 / 赤芍 15~30g，甘草 5g。

小柴胡汤：柴胡 10~12g，黄芩 6~9g，党参 10~15g，炙甘草 5~10g，半夏 10g。

4. 脾胃湿热证

【症状】胃脘闷痛或痞满，食少纳呆，恶心欲呕，口干口苦，身重困倦，小便短黄。舌质红，苔黄腻，脉滑或数。

【治法】清热除湿，理气和中。

【方药】连朴饮或半夏泻心汤加减（何炎燊教授古方化裁）。

连朴饮：黄连5~10g，厚朴10~15g，石菖蒲10g，制半夏10~15g，黄芩10~15g，芦根10~15g，茵陈10~15g，生薏苡仁20~30g。

若出现脾虚胃热，寒热错杂证者可选用半夏泻心汤加减：半夏15g，人参10g（视病情需要，可分别用吉林人参、西洋参、党参、太子参），黄连5~10g，黄芩10g，干姜5~15g，炙甘草5g，百合15g，乌药10g。

5. 胃阴不足证

【症状】胃脘灼热疼痛，胃中嘈杂，似饥而不欲食，口干舌燥，大便干结。舌红少津或有裂纹，苔少或无，脉细或数。

【治法】养阴益胃，和中止痛。

【方药】加减麦门冬汤（何炎燊教授古方化裁）。

加减麦门冬汤：太子参20g（或西洋参10g），北沙参15g，麦冬12g，半夏10g，甘草5g，山药20g，石斛15g，百合20g，乌药10g，谷芽25g。

6. 随病证加减

（1）血瘀证：何炎燊教授根据气为血之帅，治疗血瘀证，在活血药中多配以理气药，如用丹参15~20g，配砂仁5g，木香5g（即丹参饮，檀香易为木香）；如用三七10g，配郁金10~15g，枳壳10~15g。

（2）食滞证或纳差者：加鸡内金10~15g，神曲10~15g。

（3）胃胀明显者，可加厚朴10~15g，枳实10~15g。

（4）胃痛者，可加郁金10~15g，延胡索10~15g。

（5）反酸者，可加海螵蛸15~20g，浙贝母10~15g。

（6）虚寒明显者，可加熟附子（先煎）10~15g，肉桂（焗服）3~5g。

（7）组织学见肠上皮化生，异型增生者，可加莪术10~15g，半枝莲10~30g。

四、医案解要

（一）何炎燊医案

张某，男，43岁，1997年12月20日初诊。

【病史】患者自述胃痛迁延五载，因工作繁忙，只能间断到医院门诊，而长期按电视、报刊广告介绍，广泛服食各种所谓的“胃病特效药”，而无一效，反日渐加重。日前在某医院检查胃镜，诊为：慢性浅表性胃炎（中央局部糜烂）。患者始惧，决心长期到医院治疗。

【刻下症】患者脘痛绵绵，时轻时重。痛甚则两胁痞胀，大腹里急，肠鸣转矢气则稍舒。大便溏滞涩少，间有如猪肝色者，每日三四行。兼见纳呆口淡，晨起干呕，肢体倦怠，精神萎靡，工作时精神不能集中，脉弦涩，舌质暗红不华，苔白腻，根却厚。

【诊断】

西医诊断：慢性浅表性胃炎。

中医诊断：胃脘痛（脾胃虚寒）。

【治法】温中健脾，和胃止痛。

【方药】黄芪建中汤加减。

黄芪30g，桂枝10g，白芍25g，甘草6g，炮姜10g，大枣肉15g，炒麦芽25g，春砂仁6g，木香5g，丹参12g，三七5g。

水煎2次，早晚分服，隔日1剂，连服半个月。

【二诊】半个月后，患者复诊，胃脘痛显著减轻，两胁、大腹亦渐舒，大便转淡黄色，一天两次，仍未成形。脉弦涩如前，此时入络迹象已消退，而脾仍未健。

前方去丹参、三七，加白术20g，服法如前，连服半个月。

【三诊】3周后，患者再诊，已服药10剂，大便成形，每日一行，脘痛已减大半，胁腹亦无拘急感，惟短气乏力。

前方再去春砂仁、木香，加吉林人参12g，以扶元气。

【四诊】半个月后，患者来告，病愈七八，精神、胃纳均可，近日须外出工作，不能煎服中药。遂予人参胃康片，并须注意饮食起居。

此后患者停服煎剂，长期服食人参胃康片不辍。1998年10月复查胃镜，病已基本治愈。

名家验方

人参胃康片（何炎燊方）

组成：红参15g，黄芪10g，白芍15g，三七3g，甘草10g，珍珠层粉5g，佛手15g，郁金10g，浙贝母10g，海螵蛸15g，蒲公英10g，墨旱莲10g。

加减：食滞胃肠证或纳差者，加鸡内金、神曲；情志不畅者，加柴胡、延胡索；嗳气、矢气频者，加厚朴、枳实、木香。

功效：补气养胃、和中消炎、止痛。

主治：用于胃及十二指肠球部溃疡，慢性浅表性胃炎，糜烂性胃炎，萎缩性胃炎，胃肠神经官能症等。寒热错杂之胃脘痞闷胀痛，按之隐痛，伴反酸嗳气，或有干呕，口干口苦，舌苔白腻或稍黄者。

按：何老认为饮食不节、情志失调等因素会使脾胃受损，运化失职。由于脾失健运，聚湿生痰，痰阻气滞，久病入络等，患者多兼夹气滞、痰阻、血瘀等证；其基本病机是以脾气虚弱、运化无力为本，以气滞、血瘀、痰浊、食积、湿热等引起的寒热错杂、胃失和降为标，为虚实夹杂之证。故治疗上以健脾强胃、疏肝理气、清热止痛为主。

方中的红参和黄芪健脾益气，甘草和白芍养脾阴，珍珠层粉养胃生肌，可保护胃黏膜和抑制胃酸分泌；此五味药乃治其虚者；墨旱莲和蒲公英专为清胃之功，且性质平和，祛邪不伤正气；三七和海螵蛸通络活血；佛手和郁金香理气化浊，浙贝母散结化痰。

【按】初诊时患者乃劳倦所伤，中焦虚寒，脾运失健生湿，且有久病入络之象。当用黄芪建中汤化裁治之。秦伯未前辈曾用黄芪建中汤治溃疡病有效，此例用治糜烂性胃炎亦效如桴鼓。“阳脉涩，阴脉弦，法当腹中急痛者，先与小建中汤”（《伤寒论》），与此例脉象、症状吻合。此例患者乃劳倦所伤，故重加黄芪。然仲景原方之饴糖，尚嫌甘壅，于此病不合，故去之加炒麦芽，补中寓消。又去原方生姜之走，改用炮姜之守，可见化裁古方之妙。

何老常强调补脾阳不忘祛湿，用春砂仁、木香以祛湿。而患者舌质暗红，又是久病入络之象，故加入丹参、三七活血祛瘀之品。药中病机，故投剂而效。后以人参胃康片久服收功，此药治疗溃疡病、胃炎等确有疗效。

（二）何炎燊医案

李某，男，42 岁，1992 年 12 月 2 日初诊。

【病史】患者在 1988 年春因胃脘部不适，检查纤维胃镜，诊为慢性浅表性胃炎（中度），因忙于工作，未系统治疗，又间服各种治胃痛之成药，形体日渐消瘦，上腹部不适加重，时有隐痛，饮食稍多则痛甚。1992年2月再次行胃镜检查，结果显示：胃黏膜稍粗，呈花斑状。色泽灰暗，血管透见，胃酸分泌功能降低。病理诊断为慢性萎缩性胃炎（中度）。

【刻下症】患者形瘦憔悴，夜寝不宁，纳食不香，脘闷，时有肠鸣，大便先硬后溏，舌淡、苔薄而干，脉濡细略数。此病起于患者饮食不节，劳倦思虑过度，以致脾胃气阴两虚，苦寒清泄，过温过补均非所宜。

【诊断】

西医诊断：慢性萎缩性胃炎。

中医诊断：胃痞病（脾胃气阴两虚）。

【治法】益气养阴和胃。

【方药】太子参、百合各20g，山药25g，北沙参、石斛、玉竹、麦冬各15g，半夏、乌药各10g，陈皮、炙甘草各5g。并随症加味：纳差加谷芽、鸡内金；腹痛加郁金、佛手；便溏加白扁豆、木瓜；内热加竹茹、墨旱莲。另用红参3g，三七1g，切片每日晨起含服。患者坚持治疗1年，诸症递减，1994年1月全面复查，病理报告：慢性浅表性胃炎（轻度）。继以上方去半夏、石斛，加黄芪、白芍、大枣等，间歇服用，以巩固疗效。

【按】胃为阳土，得阴自安，故胃阴不足之症宜用甘凉濡润或甘平清养之法，佐以展气流畅之品，大忌苦寒温燥。

现代医学所称之萎缩性胃炎，多有胃酸分泌不足之病机，与中医所说之胃阴虚证有相似之处，即如此例，患者形瘦憔悴，脉细数，有气阴两亏之征象，胃阴虚则纳谷不馨，胃失和降则夜寐不安，不仅忌用苦寒温燥之药，即使甘腻厚味，气味不纯之品，皆妨碍胃气之通降流布，亦非所宜。故用《金匮要略》之麦门冬汤为主方，宗张锡纯法，以山药代粳米，加百合、玉竹、石斛之清养；乌药、陈皮之利气，则清补而不腻滞，以王道和平之剂，长服经年而已萎缩之胃黏膜可逆转为浅表性胃炎，虽无近功，却收实效。

又，胃炎一症，按中医理论，常是脾胃同病者，此例有大便先硬后溏，时有肠鸣之兼症，可知脾气亦虚，因方中已有太子参、山药、陈皮、炙甘草等可以脾胃兼顾之药，故不加用任何药物，以妨掣肘。至善后常服之方，始加入黄芪、白芍、大枣，取黄芪建中汤之义。黄芪配白芍，而不配升麻、柴胡，亦不虑其升也。

（三）何炎燊医案

陈某，女，48岁，1993年7月11日初诊。

【病史】患者胃痛多年，1993年5月3日检查纤维胃镜，结果显示：胃黏膜炎症，空腹胃液有胆汁存在。诊断为胆汁反流性胃炎。病者形体高瘦，面色苍黄，颧红，胃酸恒多。

【刻下症】患者上脘疼痛如灼，进食后加剧，甚则恶心呕吐，吐苦水少许，即觉咽喉热竦，心烦少寐，便秘，舌苔黄腻根部厚浊，脉略弦。前医或用参芪归术或沙参麦冬，补则助火，柔则腻膈，皆不中病。

【诊断】

西医诊断：胆汁反流性胃炎。

中医诊断：胃脘痛（寒热错杂）。

【治法】苦辛通降，和胃降逆，兼佐平肝。

【方药】半夏泻心汤合旋覆代赭汤加减。

半夏、太子参、代赭石各15g，黄连7g，干姜5g，柴胡、紫苏梗各12g，黄芩、木蝴蝶、香附各10g。并随症加味：痛甚加川楝子、延胡索；便秘加大黄、枳实；气滞加百合、乌药；胁痛加白芍、麦芽。治疗3个月余，诸症悉除。

【二诊】1994年3月10日，患者复查胃镜，结果显示：胃黏膜炎症（轻度），胃液无胆汁。后以予柴芍六君子汤加竹茹、木蝴蝶、春砂仁，常服善后，随访2年无复发。

【按】叶氏治胃大法，一是甘凉濡润如上例所述，一是苦辛通降，因腑以通为补，胃气以下行为顺。如此例之胆汁反流性胃炎，病者身高瘦，面色苍白，两颧红，是素禀木火之质，其余脉症，皆一派寒热虚实错杂，胃失和降之象。医用温补固非，即甘凉濡润亦不中病。故用半夏泻心汤合旋覆代赭汤苦辛通降之法加减治之。因此例患者胃酸恒多，故摒除甘草大枣之甘。旋覆花之味极劣，虽用布包煎，亦有辣喉催吐之副作用，故何老每用木蝴蝶、紫苏梗二者代之，效果相侔。

中医脏腑生克理论中，临床最常见者乃肝木克土，《临证指南医案》专辟“木乘土”一门，饶有深意。因脏腑之中，肝性至刚至横，既能反克肺金，更易伺机犯胃，故善治胃者，不忘疏肝。而疏肝之药，柴胡当是首选。因柴胡不仅有升发清阳之功，更能于顽土中疏理结气，或配香附理气，川楝子泄热，麦芽化滞。

庶几肝木得制，则胃自安和。至于四逆散之柴胡配白芍，则是肝脾同治之法矣。

昔贤有久痛入络之说，近年医刊亦有用活血化瘀法治胃之报道，然不可拘泥。即如此例与上例均久痛多年，但脉舌均无血瘀之象，故自始至终未用血药而病得愈。因祛瘀常用之三棱、莪术、五灵脂、蒲黄、红花、桃仁等，皆克伐之品，必损胃口，非审证确实，不可妄投。且既是久病，胃气必伤，何堪峻药之摧残。遇有脉沉涩，舌暗边瘀，痛定不移，绵绵拒按者，方是挟瘀之征。何老常用丹参、三七等较和平之品治之，且气为血帅，故活血须佐行气，其效始显。如用丹参，则佐以春砂仁、木香。用三七则佐以郁金、枳壳，疗效较好。

（四）董明国医案

刘某，男，69 岁，2020 年 12 月 21 日初诊。

【病史】患者上腹胀 1 个月余。患者 1 个月前无明显诱因出现上腹部胀闷，进食后加重，腹部有嘈杂感，伴有嗳气、食欲缺乏，无腹痛，无反酸，无恶心呕吐。大便两天一次，小便可，纳一般，眠可。患者自觉症状反复，遂来诊。

【刻下症】患者上腹部胀闷，进食后加重，腹部嘈杂感，伴有嗳气、食欲缺乏，无腹痛，无反酸，无恶心呕吐。大便两天一次，小便可，纳一般，眠可。乏力，面色萎黄。舌淡暗，苔白腻，脉弦细。

【诊断】

西医诊断：慢性胃炎。

中医诊断：胃脘痛（脾胃虚弱，气滞湿阻证）。

【治法】健脾益气、理气化湿。

【方药】香砂六君子汤加减。

姜半夏 10g，熟党参 15g，茯苓 10g，白术 20g，炙甘草 5g，香附 10g，砂仁 10g，乌药 10g，炒麦芽 30g，紫苏梗 10g，旱墨莲 15g。7 剂，日 1 剂，1 000ml 水取 400ml，早晚温服。

名家验方

香砂六君子汤加减

组成：党参 20g，白术 15g，茯苓 15g，甘草 5g，陈皮 5g，半夏 12g，厚朴花 6g，柴胡 12g，枳壳 10g，白芍 15g，竹茹 15g，木香 10g，砂仁 10g。

加减：胃纳差者，加鸡内金、麦芽；内热盛者，加黄芩、焦栀子。

功效：健脾益胃、疏肝理气。

主治：反流性胃炎，肝强脾弱，胃失和降。呕吐酸水，脘胁胀痛，食后尤甚，心烦易怒，呃气嗳气，口苦纳差，大便溏滞。舌苔白黄而腻，脉弦缓。

按：何炎燊教授认为，近年人民生活水平提高，而工作繁忙，起居饮食失衡者，易患反流性胃炎，且多属本虚标实之证。本虚乃由于劳倦饮食伤脾，中气不足，健运失司，则气机郁结不畅，而肝木乘之，乃成标实。根据"胃宜降则和"之理，治胃病，须佐以降气之品。

【二诊】1周后，患者复诊。上腹痛较前缓解，无腹部嘈杂感，偶有口苦，畏寒。舌淡暗，苔白腻，脉弦细。

处方：干姜10g，熟党参15g，黄芩10g，炙甘草10g，茯苓20g，麸炒白术15g，炒麦芽15g，法半夏15g，黄连3g，煅瓦楞子15g，山药15g，乌药10g，陈皮20g。7剂，日1剂，1 000ml水取400ml，早晚温服。

【三诊】患者腹痛基本缓解，胃纳较前改善，继续守上方7剂，嘱患者平素规律饮食，少食多餐，避免进食产气、难消化食物，注意保持心情愉快。随访1个月，患者上述症状未发。

【按】本例患者为老年男性，主诉胃脘胀满反复发作，伴有嗳气、食欲缺乏、恶心等症状，病程较长，根据中医四诊合参，辨证为"脾胃虚弱，气滞湿阻证"。其病因主要与长期饮食不节、情绪波动、脾胃受损有关。脾胃为后天之本，气血生化之源，脾胃虚弱则运化失常，导致气血不足，故见乏力、面色萎黄。胃脘胀满，嗳气，苔白腻提示气机不畅，湿浊内停，进一步阻碍脾胃运化功能，加重症状。故治以"健脾益气、理气化湿"为主，选用"香砂六君子汤"加减。方中党参、白术、茯苓、炙甘草益气健脾，补中焦之气，恢复脾胃运化功能。半夏理气化湿，和胃降逆，改善胃脘胀满、嗳气、恶心等症状。以香附易木香，具有行气活血之效，砂仁行气化湿，醒脾和胃，增强理气化湿之力。加用紫苏梗、乌药加强疏肝行气，炒麦芽健脾和胃消食，墨旱莲补肝肾、养阴生津，全方配伍严谨，既补益脾胃，又理气化湿，标本兼治。二诊因患者时畏寒兼口苦，考虑是寒热错杂之象，故合用半夏泻心汤调和脾胃、辛开苦降、消痞散结。董老认为脾虚日久常影响人体气机，气机升降失调，湿浊内蕴，进而胃脘痛久治难愈，故在健脾的同时勿忘行气祛湿。

（五）杨春波医案

邱某，男，67岁，2018年6月23日就诊。

【病史】患者反复胃脘痛1年余。服用西药后稍有缓解，但时有反复。

【刻下症】患者胃脘处隐隐刺痛，部位固定，入夜则甚；平素神疲，脘腹畏冷，喜温饮，善嗳气；偶头晕，平素性急易怒，纳可，寐欠安，大便欠畅，粪质干结，状若羊屎，3天一次，小便偏黄。舌暗红苔白泛黄，脉弦细。形体肥胖（体重69.5kg，身高1.65m）。

【辅助检查】胃镜（2018年4月16日）结果显示：慢性萎缩性胃炎（C-2型）伴糜烂。病理：（胃窦小弯）全层胃窦型黏膜重度慢性萎缩性胃炎（chronic atrophic gastritis，CAG）。既往高血压病史10年，服用药物不详，血压控制在120/80mmHg左右。

【诊断】

西医诊断：慢性萎缩性胃炎。

中医诊断：胃脘痛（脾虚湿热、气滞络瘀，兼肝肾不足）。

【治法】健脾清化、调气舒络。

【方药】黄精15g，白扁豆12g，黄连3g，砂仁（后下）3g，赤芍10g，莪术10g，瓜蒌20g，败酱草12g，桃仁10g，决明子10g，龙骨、牡蛎（先煎）各10g，泽泻10g，炙甘草3g。10剂，水煎服，早晚分服。

【二诊】2018年7月16日，患者复诊。因其贪食酒及辛辣油腻食物，胃脘痛反剧，入夜尤甚，仍觉乏力、脘腹冷，善嗳气，纳可，寐转安，便干溲黄。舌暗红，苔白腻泛黄，脉弦细。此为中阳不足，湿热转盛，急则治标，治宜清化湿热，健脾温运。处方：茵陈10g，白扁豆12g，黄芩3g，豆蔻（后下）5g，薏苡仁15g，佩兰10g，赤芍10g，泽泻10g，玉竹10g，葛花10g，蒲黄10g，炙甘草3g。续服7剂。

【三诊】2018年7月26日，患者复诊。其自述药后胃脘痛、嗳气较前明显减轻，脘腹冷、疲乏稍减；时有右上肢麻；大便稍干，较前通畅，小便偏黄。舌暗红苔薄黄腻，脉弦细。湿热渐退，续以首诊思路，守首诊方去败酱草、桃仁、决明子，加茵陈 10g，蒲黄 10g，鹿衔草 15g。继服 14 剂。

【四诊】2018 年 8 月 27 日，患者复诊。其自述药后脘痛、嗳气明显缓解，稍疲乏，无肢体麻木；咽干，咳少许黄痰，大便干而欠畅，小便可。舌暗红苔少薄黄偏干，脉细弦。治宜理肺化痰、清化湿热为先，佐调气舒络、滋养胃阴、补肾益精之品。处方：桔梗 6g，鱼腥草 15g，白扁豆 12g，黄芩 4.5g，佩兰 10g，枳壳 10g，赤芍 10g，蒲黄 10g，玉竹 10g，枸杞子 10g，决明子 15g，炙甘草 3g。再进 7 剂。此后患者偶有不适而随症加减，再行巩固治疗 3 月余。复查胃镜（2019 年 6 月 13 日），结果显示：CAG（C-1 型）。病理：（胃窦小弯）全层胃窦型黏膜轻度 CAG。

【按】本案患者以“反复胃脘痛 1 年余”为主诉，诊断为胃脘痛，证属脾虚湿热、气滞络瘀，兼肝肾不足。病位在脾胃，为本虚标实、多脏同病之证。脾虚不健，湿热内蕴，久则滞气郁血，壅塞胃络，故胃脘隐隐刺痛，入夜则甚，正如叶桂所言：“胃痛久而屡发，必有凝痰聚瘀”；湿热上扰、下注，困遏气机，故寐欠佳、小便黄；脾虚乏阳，复有湿热氤氲不去，耗气亏血伤阳，更加重后天虚损程度，故形体虽盛，但其气实虚。患者平素神疲，脘腹畏冷，喜温饮，均为脾胃虚寒之征象；脾虚失运，胃失和降，肠腑欠畅，故善嗳气、便结不畅；患者年近七旬，肝肾渐亏，肝阳偏亢，故性急易怒、头晕，高血压病史可为参考。舌暗红苔白泛黄，脉弦细，为脾虚湿热、气滞络瘀之佐证。

杨老认为湿热为 CAG 之标，其性兼阴阳，易随体而化，或热化，或寒化。对于阳明热盛之人，湿热可随阳明邪热入里，杨老予黄连苦寒直折，或石膏、蒲公英甘寒清热，或连翘、栀子清透郁热，或大黄釜底抽薪；而对于太阴阳虚之人，湿热或与脾胃阳虚并存，或随寒而化，其舌苔常白滑泛黄或白滑微黄。脾运则湿化，湿化则气畅，而无湿郁化热之势，故治宜健脾、化湿、行气，杨老常予炒白术健脾燥湿、白扁豆补脾化湿、豆蔻行气化湿、益智仁温脾开胃等。诸药既行健脾补脾之功，又有化湿行气之力，且温而不燥，补而不滞，故无伤津耗气、呆滞气机之虞。若病久及肾，后天累及先天，或中老年 CAG 患者，脾肾两虚，肾中阴阳亏损，杨老常加黄精、菟丝子、淫羊藿等补脾益肾，先后天同调治以健脾清化、调气舒络为先。

一诊方中黄精、白扁豆为君，益气养阴，健脾温中，以治 CAG 之本；臣以黄连、砂仁清化湿热，理气醒脾，以治 CAG 之标。君臣相佐，标本兼治，且无呆补、伤正之虞。佐以赤芍、莪术、桃仁、败酱草，既清热散瘀、通络止痛，又阻断 CAG 病理进程；龙骨、牡蛎重镇安神，平肝潜阳，制酸和胃；“小大不利治其标”，故以瓜蒌、桃仁、决明子理气润肠通便，泽泻利尿泄浊、导热下行，以促湿热从二便而出。使以炙甘草调和诸药。二诊，患者仍觉乏力、脘腹冷为中阳不足之象；更因饮食不节后胃脘痛反剧，便干溲黄，舌暗红苔白腻泛黄，此为湿热转盛。治以清化湿热为先，佐健脾温运，故另拟新方。方中茵陈、白扁豆为君，清利湿热，健脾祛湿。黄芩苦寒燥化，佩兰芳化、豆蔻温化、薏苡仁渗化，四药为臣，既助君药清化湿热，又具健脾温运之功。君臣相辅相佐，并治虚实。佐以赤芍散瘀舒络，泽泻清利湿热；蒲黄化瘀、利尿，兼具赤芍、泽泻之功；葛花解酒醒脾，以解酒毒、化湿热。使以玉竹益胃养阴，防清化太过，伤及胃阴；炙甘草调和诸药。三诊，患者药后胃脘痛、嗳气、脘腹冷、疲乏诸症减轻，粪偏干但较前通畅，小溲偏黄。舌暗红，苔薄黄腻，考虑湿热渐退，肠腑气机渐畅。CAG 之治，仍需以健脾清化并行，故守首诊方，暂去败酱草、桃仁、决明子等清热散瘀、润肠通便之品，加茵陈、蒲黄续行清利湿热、散瘀利尿之法；患者右上肢时麻，加鹿衔草祛风湿、益肝肾、强筋骨。继服 14 剂。四诊时，患者诸症续减，但湿热久蕴，易生痰热，“肺手太阴之脉起于中焦，下络大肠”，痰热湿邪可循肺脉上至肺窍，故见咽干、咳黄痰，便干欠畅等症，治以理肺化痰、清化湿热为先，佐调气舒络、滋养胃阴、补肾益精之品。方中以桔梗、鱼腥草宣肺清热化痰，白扁豆、黄芩、佩兰清化湿热，枳壳、赤芍、蒲黄调气舒络，玉竹益阴养胃，枸杞子益精养血、补益肝肾；决明子润肠通便，炙甘草调和诸药。后随症加减，巩固治疗，复查胃镜示 CAG 明显好转。

名家验方

1. 理气六君子汤（何炎燊方）

组成：党参 20g，白术 15g，茯苓 15g，甘草 5g，陈皮 5g，半夏 12g，厚朴花 6g，柴胡 12g，枳壳 10g，白芍 15g，竹茹 15g。

加减：胃纳差，加鸡内金 15g，麦芽 30g；内热盛，加黄芩 12g，焦栀子 10g。

功效：健脾益胃、疏肝理气。

主治：慢性胃炎，肝强脾弱，胃失和降。脘胁胀痛，食后尤甚，心烦易怒，呃气嗳气，口苦纳差，大便溏滞。舌苔白黄而腻，脉弦缓。

按：近年来，人民生活水平不断提高，而工作繁忙，起居饮食失衡者，易患胃炎，且多属本虚标实之证。本虚乃由于劳倦饮食伤脾，中气不足，健运失司，则气机郁结不畅，而肝木乘之，乃成标实。根据“胃宜降则和”之理，治胃病，须佐以降气之品。《伤寒论》治阳明证“胃家实”之病，除用硝黄泻实外，佐以枳实、厚朴降气，乃“亢则害，承乃制”之义。故名“承气汤”。今治本虚标实之胃炎，降气不宜用枳实、厚朴等较峻之药，免伤中气。可师其法而不泥其药，改用枳壳代枳实，厚朴花代厚朴较平和之品，配合六君子汤，则标本兼治。又加入竹茹以清降，柴胡、白芍以疏肝，共十一味药，即六君子汤补气健脾，温胆汤和胃降逆，四逆散疏肝解郁，三方合成复方，治各种胃炎之虚实错杂者，疗效彰彰。

2. 半夏泻心汤加减

组成：半夏 15g，人参 10g（视病情需要，可分别用吉林人参、西洋参、党参、太子参），黄连 5~10g，黄芩 10g，干姜 5~15g，炙甘草 5g，百合 15g，乌药 10g。

加减：何炎燊教授在临床运用半夏泻心汤时，十分注重辨证加减。脾气虚，面黄少气，倦怠，能食运艰，肠鸣便溏滞者，加黄芪、白术、砂仁；胃阴虚，口干舌燥，纳呆虚烦，便室或秘结者，加北沙参、麦冬、石斛；内热盛，口苦心烦，溺黄，大便干结者，黄连用至 10g，加蒲公英、竹茹、墨旱莲；便秘不通，再加大黄。内寒盛，口淡，常吐涎沫，腹痛、泻者，干姜用至 15g，加吴茱萸、桂枝；寒甚再加附子；肝气郁结，脘痛牵引两胁，时腹隐痛，大便溏滞不爽者加柴胡、白芍、枳实；饮食不化，呕嗳腐臭者加焦山楂、炒麦芽、鸡内金；胃酸多，心中热烘，嘈杂，吞酸者加海螵蛸、煅瓦楞子；气郁不舒，咽喉不利，脘痛时轻时重，或走窜无定处者加郁金、佛手；气滞水停，肠鸣辘辘，大便水样，小便不利者，加生姜、茯苓；久病入络，痛有定处，绵绵不绝，压痛明显，舌暗红或有瘀斑者，加三七、丹参。

功效：和胃降逆消痞。

主治：各种慢性胃炎，溃疡病，寒热虚实错杂，胃脘痞闷，按之濡，或隐痛，干呕，气逆胸翳，舌苔黄滑或厚腻者。

此方只宜于慢性胃病急性发作期寒热虚实错杂之症，乃治标而非治本之方。胃病久延当以本虚为主，胃阴亏者忌辛燥，胃气虚者忌苦寒，故本方可暂用而不可久恃也。

3. 加减黄芪建中汤

组成：黄芪30~50g，白芍30g，桂枝10g，炙甘草5g，大枣肉3枚，党参25g，山药25g，炒麦芽30g，生姜(煨)5g，陈支5g。

加减：何炎燊教授在临床运用黄芪建中汤时，十分注重辨证加减。嘈杂吞酸，或呕吐酸水者，去大枣，加海螵蛸、煅瓦楞子；中寒吐清涎，遇寒痛增者加吴茱萸、高良姜；大便色棕黑，或检验有潜血者，生姜改炮姜，加三七、蒲黄；大便溏薄者加白术、砂仁；肝郁不舒，胁痛口酸苦者，加左金丸。

功效：建中益气。

主治：各种慢性胃炎，溃疡病，中气偏虚，胃脘胀痛喜按，饥时痛，食后痛减，多食更痛，或口淡无味，不思饮食，疲倦少气，脉弦大虚缓，舌淡有齿印。

按：秦伯未老前辈用黄芪建中汤，易生姜为干姜（或炮姜）治溃疡病有效，其后天津中医院用黄芪建中汤去胶饴之甘壅，加麦芽之消导，亦颇为医界所赞赏。何炎燊教授认为气虚之甚者，单凭黄芪一味，量少则独力难支，用量过大则升发过甚，部分患者不能耐受，故宜加党参（或太子参）、山药为之羽翼，柯韵伯有言："补气而不用行气之品，则气虚之甚者，几无气以运动。"故仿效五味异功散之意，于方中加入陈皮。

溃疡病虽以本虚为主，然纯虚者究属少数，有兼症夹症者为多，必须斟酌损益，不宜蛮补。例如，胃酸过多者，则方中甘药宜减宜裁，加入制酸降逆之品，其余挟瘀，兼郁等，自可类推。

4. 加减麦门冬汤

组成：太子参20g（或西洋参10g），北沙参15g，麦冬12g，半夏10g，甘草5g，山药20g，石斛15g，百合20g，乌药10g，谷芽25g。

加减：口干渴，舌红无苔，胃酸缺乏者加乌梅 10g，玉竹 15g；脘痛牵引胁腹，或里急拘痛者，加白芍、川楝子；少食则饱，恶食肉类者，加焦山楂、鸡内金；口苦口秽，舌黄干呕者，加竹茹、芦根。

功效：清养胃阴。

主治：各种慢性胃炎（特别是萎缩性胃炎），溃疡病，胃阴偏虚，胃脘热烘，隐痛喜按，或不痛而翳闷不舒，气逆上冲，胸膈咽喉不利，口干喜饮，胃呆纳差，大便干结，舌干红苔少微黄。

按：何炎燊教授认为胃病中（特别是萎缩性胃炎）的胃阴不足这一类型，过去比较少见，近年则越来越多，原因是近些年人们常烦劳熬夜，此举伤阴，酒醴炙煿则生热，加上患者缺乏耐性治疗，故病情反复，迁延难愈。

过去，有已萎缩之胃黏膜腺体不可逆转之观点，且有人认为该病乃是癌前期之病变。然患者若能耐心治疗，并能恪遵医嘱，节饮食，惜精神，劳逸有度，起居有时，皆可获得满意疗效，国内亦不乏此类报道。

胃阴不足者，不宜用温燥升补之品，《金匮要略》中的麦门冬汤乃滋养胃阴之祖方，又从张锡纯法，用山药代粳米而去大枣之甘壅。半夏虽燥，然在大队甘柔药中，不但不觉其燥，且借其体滑性降之质，有降逆和中之用，再加北沙参、石斛之滋养，百合、乌药之清化，谷芽之消滞，用作治胃阴不足诸病之基本方，乃王者之师，久久自见其功。

5. 健胃消胀方（董明国方）

大腹皮 15g，枳壳 15g，沉香 5g，鸡内金 15g，莪术 10g，石斛 15g，太子参 15g，甘草 5g，佛手 15g，白芍 30g。

功效：疏肝和胃、理气止痛。

主治：肝胃不和之胃痞，症见胃脘胀满，痞塞不舒，情绪不遂时易加重或复发。两胁胀满，纳少泛恶，心烦易怒，善叹息，舌淡红，苔薄白，脉弦。

加减：若见食滞证或纳差者，加神曲；胃胀明显者，可加厚朴、枳实；胃痛明显者，可加郁金、延胡索；反酸者，可加海螵蛸、浙贝母。

按：《黄帝内经》认为“饮食自倍，肠胃乃伤”，李杲也认为“饮食不节则胃病”。《兰室秘藏》中有云“或多食寒凉及脾胃久虚之人，胃中寒则胀满，或脏寒生满病”，故饮食太过、不及或嗜食煎炸辛辣、瓜果冷饮，可致胃脘胀满或疼痛。治痞关键在于通降胃气，通降胃气兼健运脾气，调和气血兼甘寒养阴，达到行气消痞、调和气血之用，正切合慢性非萎缩性胃炎“胃失和降，气血不畅”之总病机。

特色疗法

1. 双柏散、双香散

用法：敷贴或治疗中药粉剂用水和蜜搅拌成膏，外敷中脘穴或胃脘部，每日1次，1次贴8小时后取下，5~7天为1疗程。

证型选择：双柏散以实证、热证为主，双香散以虚证、寒证为主。

功能：通经活络、清热解毒、活血化瘀、消肿止痛、行气消痞、扶正强身。

2. **督脉灸** 督脉灸是在人体背部的督脉和膀胱经施以隔物灸，刺激督脉、足太阳膀胱经脉循行所过之处，用以防治疾病的一种“大灸”之法，具有温肾助阳、温经通络、激发经气、活血化瘀、补气养血、调和阴阳、透邪外出等功效。取穴以督脉、足太阳膀胱经、华佗夹脊穴等背部穴位为主，共计90个穴位。

适应证：①脾胃虚寒型呕吐、呃逆、泄泻等虚寒性胃肠病症；②内脏功能紊乱胃胀、肠鸣、便秘或腹泻，失眠等神经症。

3. **皮内针** 皮内针是中医针灸疗法的一种特殊针具，又称“埋针法”，是指将短小的针刺入皮内（真皮层或皮下浅层），固定留置一段时间，通过持续刺激穴位来调节气血、治疗疾病。在胃脘痛中，该方法主要通过持续的穴位刺激，调节胃肠功能、缓解疼痛，并改善相关症状。

选穴：主穴选用中脘、足三里、内关穴，根据辨证选用配穴，如寒邪客胃加神阙、胃俞穴，肝气犯胃加太冲、期门穴，脾胃虚寒加脾俞、关元穴，瘀血停滞加膈俞、血海穴。

五、预防调摄

1. **情志调摄** 胃脘痛或胃痞的患者病程长，易反复，患者易出现情绪低落、急躁、抑郁等，而情绪的异常又加重病情。保持心情舒畅，避免焦虑、抑郁等负面情绪，学会放松。通过听音乐、冥想等方式缓解压力。

2. **饮食调理** 指导患者养成良好的饮食习惯，规律饮食，忌食浓茶、咖啡、烟、酒，避免食物过冷、过热、过辛辣、过油腻；摄入足够的维生素与热量，鼓励多食新鲜的蔬菜和水果。每餐不宜过饱，可少量多餐，避免胃部过度扩张。细嚼慢咽，充分咀嚼食物，减轻胃部负担。

根据体质的不同注意食物的搭配；同时，粥能养胃，指导不同体质服用不同的粥，具体如下。

（1）脾胃气虚者：平素可以用山药、莲子、白扁豆、薏米煲汤。

茯苓大枣山药粥：茯苓20g，大枣10g，山药20g，粳米50g。大枣去核，与茯苓、山药、粳米同煮成粥。

（2）脾胃虚寒者：平时可适当服用红参，多食生姜、红糖、胡椒等。

红枣生姜大米粥：大红枣7枚、生姜2片、大米50g，红糖适量，加水煮成粥。

（3）肝郁气滞者：注意保持心情愉快，多食白萝卜、陈皮水等。

陈皮茯苓粥：茯苓20g水煎取汁，加陈皮10g，大米50g，熬煮成粥。

（4）脾胃湿热者：豆蔻、薏米、赤小豆、冬瓜等。

薏米大米粥：薏米30g，豆蔻10g，大米50g。薏米洗净下锅，锅内注入适量清水，置火上煮至薏米开裂时，再将大米、豆蔻洗净后同时下入锅中煮。

（5）胃阴不足者：可多食用百合、梨、藕、蜂蜜之品，含服西洋参等。

枸杞百合粥：枸杞10g，百合10g，山药10g，大米50g，加水煮成粥。

3. **改变生活习惯** 生活要有规律，起居有时，注意劳逸结合。避免熬夜，保证充足睡眠，避免过度疲劳。适当锻炼，如散步、太极拳等，促进消化。

第三章　泄泻

一、概　　述

泄泻,便溏与下利也,便溏为泄,急迫为泻,两者常并见或交替。中医对泄泻病的记载,最早见于《黄帝内经》,散称"濡泄""飧泄""注下"等,如《素问》中有云"湿胜则濡泻",多因外感邪气、饮食不节、情志失调、脏腑虚损或久病体弱,致使脾胃运化失职、小肠受盛无权、大肠传导失司,清浊不分,混杂而下。泄泻病因复杂,本章主要论述肠易激综合征伴有腹泻。

二、病因病机

泄泻病的病因病机虽变化多端,总不离外邪、饮食、情志、脏腑虚损等范畴。中医强调"三因制宜",不同地域的医家对泄泻的辨治各具特色。岭南地区气候湿热,湿邪易困脾土,湿热交蒸为泄泻常见诱因。岭南医家结合湿热地域之特点,提出"湿热泄泻""脾虚湿盛"等核心病机,并注重调理中焦气机。广东省名老中医何炎燊教授立足岭南湿热体质,认为泄泻多本虚标实,脾虚失运为本,湿热、食滞、肝郁为标,临证强调健脾化湿、清热导滞、疏肝调气三法并重。

1. **感受外邪**　外邪以湿邪最为关键,常兼夹寒、热之邪侵犯人体。气候骤变,淋雨涉水,久居湿地,湿邪内侵脾胃,致脾失健运,水湿内生,清浊不分,混杂而下,发为泄泻。若外感寒湿之邪,寒性收引凝滞,寒邪伤脾,脾阳被困,运化失职,水谷不化,可致寒湿泄泻,表现为泄泻清稀,甚则如水样,腹痛肠鸣。若外感湿热之邪,或暑湿之邪,湿与热合,蕴结肠胃,传化失常,清浊不分,可形成湿热泄泻,常见泄泻腹痛,泻下急迫,或泻而不爽,粪色黄褐,气味臭秽。岭南气候炎热、多雨,湿热邪气尤盛,何炎燊教授指出湿热泄泻常伴身热烦渴、舌红苔黄腻,治以清热化湿为法,方用葛根芩连汤加减或者何老古方化裁之加味白头翁汤,兼用岭南草药火炭母、布渣叶以增清肠利湿之效。

2. **饮食所伤**　饮食不节，暴饮暴食，过食生冷油腻、辛辣厚味，或误食不洁之物，损伤脾胃。脾胃运化失职，水谷不化，停滞胃肠，传导失司，可致泄泻。《灵枢》中有言“肠中寒则肠鸣飧泄”，如过食生冷，寒积胃肠，损伤脾阳，运化无权，可发为寒泻；《素问》中有云“暴注下迫，皆属于热”，过食肥甘厚味，湿热内生，阻滞肠胃，可发为热泻；误食不洁食物，秽浊之邪直犯肠胃，致脾胃升降失调，清浊不分，发为暴泻。何炎燊教授常以保和丸为基础方，加用鸡内金、布渣叶消食导滞，并倡导“节制饮食，七分饱为养脾之道”。

3. **情志失调**　肝主疏泄，调畅气机，协助脾胃运化。若长期情志不舒，忧思恼怒，精神紧张，导致肝气郁结，横逆犯脾，脾失健运，升降失常，可致泄泻。这种泄泻常与情绪波动密切相关，每于情志不畅时发作或加重，伴有胸胁胀满，嗳气食少等症状，称为肝郁泄泻。何炎燊教授以四逆散、四君子为基础方，加入乌梅、秦皮，自拟疏肝止泻方以疏肝理气、健脾化湿、涩肠止泻。

4. **脾胃虚弱**　《景岳全书》中有言“泄泻之本，无不由于脾胃”，脾胃为后天之本，气血生化之源。素体脾胃虚弱，或因久病迁延不愈，损伤脾胃，或因年老体弱，脾胃功能衰退，均可导致脾胃运化无力，水谷不能正常腐熟运化，水湿内停，清浊不分，形成泄泻。表现为大便时溏时泻，迁延反复，食少，食后脘闷不舒，稍进油腻食物则大便次数增多。何炎燊教授推崇李杲补中益气法，常以参苓白术散健脾渗湿，并加入五指毛桃、牛大力等岭南药材，取其补气健脾而不助湿热之性。

5. **肾阳虚衰**　肾为先天之本，脾阳根于肾阳。若年老体弱，肾阳不足，或久病伤肾，或房劳过度，损伤肾阳，导致命门火衰，不能温煦脾土，脾失温养，运化失职，水谷不化，可致泄泻。这种泄泻多在黎明前发作，故又称“五更泻”，表现为泄泻清稀，完谷不化，形寒肢冷，腰膝酸软。何炎燊教授遵张仲景四神丸法，酌加党参、干姜温补脾胃，熟附子温补肾阳，强调“补火生土，脾肾同治”，尤重艾灸关元、命门以固本培元。

三、辨证治疗

泄泻病根源是脾胃虚弱，即本虚；而寒湿、湿热、食滞、肝气乘侮为标实。急性发作期多是实证，如寒湿、湿热、食滞、肝气乘脾引发的泄泻；慢性缓解期以虚证为主，常见脾胃虚弱、肾阳虚衰导致的泄泻。标实由本虚而起，临床上虚实错杂且虚多实少。临床辨证要区分急性发作期和慢性缓解期，辨明虚实、证候以及涉及的脾、胃、肾、肝等脏腑。治疗时以健脾运脾扶正为根本，祛除邪气，调理脏腑，平衡阴阳。

1. 脾胃湿热证

【症状】腹痛，腹泻，便下黏液脓血，肛门灼热，里急后重，身热，小便短赤，口干口苦，舌质红，苔黄腻，脉滑数。

【治法】清热化湿。

【方药】葛根芩连汤加减或加味白头翁汤（何老古方化裁）。

葛根 20g，黄芩 15g，黄连 15g，炙甘草 5g；或白头翁 15g，秦皮 15g，黄连 12g，黄柏 12g，白芍或赤芍 10g，木香（后下）5~10g。

脓血便明显者，加地锦草、马齿苋；血便明显者，加地榆、槐花、茜草。

2. 脾虚湿阻证

【症状】大便溏薄，黏液白多赤少，或为白冻，腹痛隐隐，脘腹胀满，食少纳差，肢体倦怠，神疲懒言，舌质淡红，边有齿痕，苔白腻，脉细弱或细滑。

【治法】健脾益气，化湿助运。

【方药】香连理中汤（何老新订方）。

党参 25g，白术 15g，炮姜 10g，炙甘草 5g，木香 5~10g，黄连 10g，乌梅 10g，白头翁 15g。

大便黏液量不正常、食物不消化者，加焦山楂、炒麦芽；脾病及肾，畏冷腰酸者，加补骨脂、巴戟天。

3. 上热下寒证（寒热错杂证）

【症状】下痢稀薄，夹有黏冻，大便次数频繁，反复发作、便时少腹作痛，心胸烦热、疼痛时常与腹泻交替出现，面色苍白、形体消瘦、胃脘嘈杂、纳呆、四肢发冷、倦怠乏力、恶心欲吐，舌质淡红或淡暗，苔薄黄或黄腻，脉沉弦或沉细。

【治法】温中清热，涩肠止泻。

【方药】加减乌梅丸（汤）（何老古方化裁）。

乌梅 10g，黄连 10g，黄柏 10g，败酱草 20g，干姜 12g，吴茱萸 6g，党参 20g，当归 15g，白术 15g，细辛 5g，桂枝 10g，白芍 15g，防风 10g。（注：初用汤

剂，症减后制成小丸或药片，每服 10g，早晚各一次）。

若腹痛，加砂仁、木香；若便血，加地榆炭；若大便溏滞酸腐，加焦山楂、炒麦芽；若泄泻日久，酌加罂粟壳。

4. 肝郁脾虚证

【症状】腹痛即泻，泻后痛减，常因情志或饮食因素诱发大便次数增多，大便稀溏，或黏液便，情绪抑郁或焦虑不安，嗳气不爽，食少腹胀，舌质淡红，苔薄白，脉弦或弦细。

【治法】疏肝健脾止泻。

【方药】疏肝止泻方（何老新订方）。

柴胡 15g，白芍 18g，枳实 10g，炙甘草 5g，党参 20g，白术 15g，茯苓 15g，陈皮 5g，砂仁 5g，炒麦芽 25g，乌梅 10g，秦皮 12g。

若气虚甚，面白短气者，加黄芪。

5. 脾肾阳虚证

【症状】久泻不止，夹有白冻，甚则完谷不化，滑脱不禁，形寒肢冷，腹痛喜温喜按，腹胀，食少纳差，腰酸膝软，舌质淡胖，或有齿痕，苔薄白润，脉沉细。

【治法】补肾火，暖脾土，扶元气。

【方药】加味四神丸（何老古方化裁）。

补骨脂 20g，肉豆蔻（去油）15g，五味子 15g，吴茱萸 15g，大枣 10g，干姜 5~10g，党参 20g，熟附子（先煎）15g。

若腹中冷痛绵绵、呕逆频繁，加干姜至 15g，细辛。

6. 阴血亏虚证

【症状】排便困难，粪夹少量黏液脓血，腹中隐隐灼痛，午后低热，盗汗，口燥咽干，头晕目眩，心烦不安，舌红少津，少苔或无苔，脉细数。

【治法】清热养阴。

【方药】加味黄连阿胶汤（何老古方化裁）。

黄连 10g，黄芩 15g，白芍 20g，阿胶（烊服）15g，乌梅 10g，地榆 15g，甘草 6g。

血痢色纯鲜者，加生地黄、侧柏叶；血痢色瘀暗者，加三七、蒲黄。

四、医案解要

（一）何炎燊医案

张某，女，42岁，1998年9月12日初诊。

【病史】患者反复腹泻5年余。因长期高强度工作，于1993年起渐发腹泻，每因情绪波动（如焦虑、抑郁）或进食油腻、生冷食物后加重，日解稀便3~5次，质溏，夹不消化食物，伴左下腹痉挛性疼痛、肠鸣辘辘，便后腹痛稍缓。曾行电子肠镜检查未见异常，粪便常规及潜血阴性，甲状腺功能正常。既往服用双歧杆菌三联活菌胶囊、蒙脱石散、匹维溴铵等药，症状缓解不明显。

【刻下症】患者面色萎黄，神疲乏力，纳呆脘痞，时有嗳气，口干不欲饮，夜寐欠安，舌淡红边有齿痕苔白腻，脉弦滑。月经史：周期28天，量中色暗，夹少量血块，经前乳房胀痛明显。

【诊断】

西医诊断：肠易激综合征。

中医诊断：泄泻病（肝郁脾虚，湿浊内阻证）。

【治法】疏肝解郁，健脾化湿，涩肠止泻。

【方药】疏肝止泻方。

柴胡15g，白芍18g，枳实10g，炙甘草5g，党参20g，炒白术15g，茯苓15g，陈皮（后下）5g，砂仁（打碎后下）5g，炒麦芽25g，乌梅10g，秦皮12g。

七剂，水煎服，日一剂，分早晚两次温服。嘱患者忌食生冷油腻，调畅情志，配合足三里穴位按摩。

名家验方

疏肝止泻方（何炎燊方）

组成：柴胡15g，白芍18g，枳实10g，炙甘草5g，党参20g，炒白术15g，茯苓15g，陈皮（后下）5g，砂仁（打碎后下）5g，炒麦芽25g，乌梅10g，秦皮12g。

加减：腹痛较为剧烈，加延胡索、川楝子；泄泻次数频繁，加肉豆蔻、石榴皮；食积明显，嗳腐吞酸，加焦山楂、神曲。

功效：疏肝理气、健脾止泻、消食化滞。

主治：肝郁脾虚型泄泻，常见于肠易激综合征等病症。症见腹痛即泻，泻后痛减，大便溏稀，常伴有黏液，情绪波动时症状加重，胸胁胀满，嗳气食少，神疲乏力，舌淡红，苔薄白或腻，脉弦细。

按：肝主疏泄，调畅气机，脾主运化，为后天之本。肝郁则气机不畅，横逆犯脾，导致脾失健运，从而引发泄泻。方中柴胡疏肝解郁，升举阳气，为君药，条达肝气，恢复其疏泄功能。白芍养血调经，敛阴止汗，柔肝止痛，与柴胡配伍，一散一收，疏肝柔肝，助柴胡条达肝气；枳实破气消积，化痰散痞，与柴胡、白芍、炙甘草组成四逆散，加强疏肝理气之功，共为臣药。党参补脾肺气，养血生津；白术健脾益气，燥湿利水；茯苓利水渗湿，健脾宁心，三者合用，增强健脾之力，恢复脾胃运化功能。陈皮理气健脾，燥湿化痰；砂仁化湿行气，温中止泻；炒麦芽行气消食，健脾开胃，辅助健脾理气，消食化滞，为佐药。乌梅酸涩性平，敛肺，涩肠，生津，安蛔，与秦皮配伍，清热燥湿，涩肠止泻，针对泄泻症状发挥作用。全方配伍精妙，疏肝与健脾并用，理气与止泻兼顾，标本兼治。在临床应用中，根据患者具体症状灵活加减，可有效提高对肝郁脾虚型泄泻的治疗效果，适用于不同病情的患者。

【二诊】患者药后腹泻减至一日 1~2 次，大便转稠，腹痛明显缓解，肠鸣减少，食欲改善，苔腻渐化，脉弦细。此肝气渐舒，脾气渐复，湿浊未尽之象。原方去苦寒之秦皮，恐其损伤脾阳；加怀山药（炒）20g，莲子肉（去心）15g，增强健脾涩肠之力。继服十四剂，煎服法同前。

【三诊】患者大便已成形，一日 1 次，纳寐均佳，舌淡红苔薄白，脉缓。虑其病程日久，气血两虚，改予逍遥丸合参苓白术散交替服用，以疏肝健脾，益气养血。嘱患者注意经期调护，配合运动舒缓压力。随访半年，泄泻未再发作。

【按】泄泻一证，病机复杂，本案何老紧扣“肝郁脾虚，湿浊内阻”之病机，创疏肝止泻方。方中四逆散（柴胡、白芍、枳实、甘草）疏肝理气，调畅气机，其中柴胡升发肝气，白芍柔肝缓急，枳实下气破结，甘草调和诸药；四君子汤（党参、白术、茯苓）益气健脾，合陈皮、砂仁醒脾化湿，行气化滞；炒麦芽消食和胃，助脾运化；乌梅酸涩收敛，固肠止泻；秦支苦寒燥湿，清利肠腑。全方肝脾同治，补泻兼施，共奏疏肝解郁、健脾化湿、涩肠止泻之功。

值得注意的是，方中乌梅与秦皮配伍颇具匠心：乌梅酸收，秦皮苦寒，一收一泄，既涩肠止泻，又防闭门留寇，体现“通因通用”之法。现代药理研究表明，柴胡、白芍可调节肠道平滑肌功能，缓解痉挛性腹痛；党参、白术能增强机体免疫力，改善肠道微生态；乌梅、秦皮具有抗菌消炎作用，对肠道感染有抑制效果。本案将中医辨证与现代医学认识相结合，故能获效显著。

叶桂云“肝为起病之源，胃为传病之所”，临床治疗泄泻当重视肝脾关系。何老强调，肝郁脾虚证泄泻患者常兼见焦虑、抑郁等情志症状，治疗时需配合心理疏导，所谓“善医者，必先医其心，而后医其身”。本案通过药物治疗与生活方式干预相结合，取得满意疗效，体现了中医整体观念和辨证论治的特色。

（二）何炎燊医案

李某，女，35 岁，2000 年 12 月 5 日初诊。

【病史】患者反复腹痛、腹泻 1 年余，加重伴黏液便 1 个月。患者 1 年前无明显诱因出现腹痛腹泻，表现为情绪紧张后脐周胀痛，随即排便，大便溏稀夹白色黏液，每日 2~4 次，便后腹痛缓解，曾行肠镜及粪便检查均无异常，西医诊断为肠易激综合征（腹泻型），予匹维溴铵及益生菌治疗效果不显。近 1 个月腹泻频率增至每日 3~5 次，伴肠鸣亢进、胸胁胀满、嗳气纳差、失眠多梦，神疲乏力，舌淡红、苔薄黄腻，脉弦滑。

【刻下症】患者腹痛即泻，泻后痛减，便夹白色黏液，肠鸣辘辘，胸胁胀闷，善太息，纳谷不香，神疲肢倦，夜寐不安，口干口苦但饮水不多，舌体稍胖、边有齿痕，舌质淡红，苔薄黄腻，脉弦细滑。

【诊断】

西医诊断：肠易激综合征。

中医诊断：泄泻病（寒热错杂证）。

【治法】调和肝脾，寒热并调，理气止泻。

【方药】加减乌梅丸。

乌梅 10g，黄连 10g，黄柏 10g，败酱草 20g，炮黑干姜 12g，吴茱萸 6g，党参 20g，当归 15g，白术 15g，细辛 5g，桂枝 10g，白芍 15g，防风 10g。

七剂，水煎服，每日一剂，分 2 次温服。嘱避风寒，忌生冷辛辣，调畅情志，配合艾灸神阙、足三里。

【二诊】患者药后腹泻次数减少至每日 1~2 次，黏液消失，腹痛程度减轻，胸胁胀满缓解，睡眠质量改善，但仍感神疲乏力，舌淡红、苔薄白，脉弦细。此为湿热渐退、脾虚未复之象，故调整治法为健脾祛湿，原方去黄柏、败酱草之苦寒，加茯苓 15g 健脾渗湿，炒薏苡仁 20g 清热利湿，香附 10g 疏肝理气，使脾气得健则湿无所聚，肝气条达则气机调畅。七剂，水煎服，每日一剂，分两次温服。

【三诊】患者腹泻基本得到控制，大便成形，腹痛消失，食欲增进，情绪平稳，夜寐安，舌淡红、苔薄白，脉细缓。此时邪去正虚，治以益气健脾、养心安神，首诊方去细辛、桂枝以防温燥伤阴，加陈皮 10g 理气和胃，砂仁 6g 醒脾开胃，炒酸枣仁 15g 宁心安神，神曲 15g 消食助运，随访半年，诸症未复。

【按】本案以加减乌梅丸化裁治疗肠易激综合征寒热错杂证，体现了何老“寒热并调、肝脾同治”的学术思想。何老认为，本病核心病机为肝郁化火犯脾，脾虚湿蕴生热，导致肠道气机紊乱。方中乌梅酸涩收敛止泻，黄连、黄柏清热燥湿，针对肠道郁热；炮黑干姜温脾止血，吴茱萸暖肝降逆，细辛、桂枝温通阳气，共奏温阳化湿之效；党参、白术健脾益气，当归、白芍养血柔肝，防风升阳止泻，合痛泻要方泻肝补脾之意。二诊时患者湿热渐退，故去黄柏、败酱草，加茯苓、薏苡仁健脾渗湿；三诊时患者邪去正虚，故去温燥药，加陈皮、砂仁理气醒脾，炒酸枣仁安神益智。全方寒温并用，攻补兼施，既缓解肠道症状，又调节情志状态。

现代药理研究表明，方中黄连、乌梅对肠道致病菌及炎症因子具有显著抑制作用，桂枝、细辛可改善肠道微循环，缓解平滑肌痉挛；党参、白术能调节肠道菌群，促进肠黏膜修复，体现“病证结合”之思路。

何老强调，临床需注意三点：一是把握腹痛与情绪、排便的相关性，舌红苔黄腻、脉弦滑为寒热错杂的关键指征；二是动态调整清热与温阳药比例，初期侧重清泻肝肠郁热，后期侧重健脾固涩；三是结合心理疏导，注重“脑 - 肠轴”整体调节。本案通过精准的病机分析与灵活化裁，为功能性胃肠病的中医治疗提供了新思路。

（三）董明国医案

刘某，男性，52 岁，2022 年 11 月 5 日初诊。

【病史】患者泄泻反复发作3年，加重1周。3年前，患者因工作原因长期处于寒冷潮湿的环境中，此后开始出现间断性泄泻。每次泄泻前，腹中辘辘肠鸣，随后便稀溏，时伴有完谷不化。食欲日渐转差，身体也逐渐消瘦。1周前，患者不慎受凉，泄泻症状加剧，每天要排便4~5次，大便质地清稀，呈水样，还伴有腹中冷痛。虽服用了蒙脱石散和益生菌，但症状并未得到缓解。

【刻下症】患者面色萎黄，晦暗无泽，精神萎靡，身重倦怠，四肢不温，畏寒甚，虽白昼亦需厚衣重被。腹中冷痛，喜温喜按，得热则舒。口淡不渴，纳谷不馨，食后脘痞。舌质淡拌，边有齿痕，苔白滑，脉沉细迟。

【诊断】

西医诊断：肠易激综合征。

中医诊断：泄泻病（脾阳虚衰，寒湿内盛）。

【治法】温阳升脾，散寒化湿。

【方药】升脾方加减。

党参15g，仙鹤草15g，白术10g，熟附子（先煎）9g，干姜6g，煨葛根12g，砂仁（后下）8g，枳壳9g，炙甘草5g。

七剂，水煎服，每日一剂，分两次温服。嘱避风寒，忌生冷辛辣食物。

名家验方

升脾方（董明国方）

组成：党参15g，仙鹤草15g，白术20g，熟附子（先煎）9g，干姜6g，煨葛根12g，砂仁（后下）8g，枳壳9g，炙甘草5g。

加减：腹痛症状较为明显者，加白芍、木香；腹泻次数频繁者，加肉豆蔻、赤石脂；伴有明显的焦虑情绪者，加合欢皮、酸枣仁。

功效：温肾健脾、涩肠止泻、理气和中。

主治：脾肾阳虚型肠易激综合征伴有腹泻。主要症状为反复腹泻，常在晨起或进食后发作，大便溏稀不成形，有时伴有黏液，但无脓血，腹部隐隐作痛，得温则舒，遇寒、情绪紧张或进食生冷油腻食物后加重，同时伴有神疲乏力、四肢不温、食欲缺乏、面色萎黄等表现，舌淡苔白，脉沉细弱。

按：方中熟附子大辛大热，归心、肾、脾经，先煎减毒后，温补肾阳，散寒止痛，为君药，可从根本上温煦脾土，改善脾肾阳虚的状态。干姜辛热，归脾、胃、肾、心、肺经，协助附子温阳散寒，温中止痛，增强散寒之力，促进脾胃运化，为臣药。党参甘平，归脾、肺经，补脾肺气，养血生津；白术苦甘性温，归脾、胃经，健脾益气，燥湿利水，二者配伍，增强健脾功效，以恢复脾胃的运化功能。仙鹤草苦涩平，归心、肝、脾经，既能收敛止泻，又能补虚，辅助治疗腹泻，同时还可兼顾可能出现的少量出血症状，作为佐药发挥作用。煨葛根解肌退热，升阳止泻，鼓舞脾胃清阳之气上升，从而达到止泻目的；砂仁辛温，归脾、胃、肾经，化湿行气，温中止泻，后下可使药物更好地发挥疗效；枳壳苦辛微寒，归脾、胃经，理气宽中，行滞消胀，协助砂仁行气化湿，调理脾胃气机；炙甘草甘平，补脾益气，调和诸药，使全方药物协同作用，共为使药。全方配伍针对脾肾阳虚型肠易激综合征伴有腹泻之症状，从温阳、健脾、止泻、理气等多方面入手，标本兼治。临床应用时，根据患者的具体症状灵活加减，能够更好地适应不同患者的病情变化，提高治疗效果。

【二诊】患者泄泻的次数减少至每天 2~3 次，大便的质地也比之前略黏稠，腹中冷痛的症状明显减轻，但仍感觉脘腹胀满，食欲尚未完全恢复。舌质仍然淡，舌苔转为白腻，脉象沉细。鉴于患者表寒之象已基本消除，治疗的重点应转向温运脾阳，同时兼顾理气消胀。在前方的基础上去掉仙鹤草，因为其收敛之性可能会影响脾胃的运化功能。加入木香 10g，以增强行气止痛、健脾消食的作用；鸡内金 15g，可健胃消食，涩精止遗。继续服用七剂，煎服方法与初诊相同。

【三诊】患者泄泻的症状已经完全停止，大便恢复正常，每天排便 1 次，质地成形。腹中冷痛的症状消失，胃脘胀满的感觉也明显缓解，食欲基本恢复正常，精神状态明显改善，四肢也不再感到寒冷。舌质淡红，舌苔薄白，脉象细弱但较为和缓。此时患者脾阳渐复，寒湿之邪已基本祛除，治疗应着重于益气健脾，巩固疗效。将方剂调整为参苓白术散加减，方如下：党参 15g，白术 15g，茯苓 15g，山药 15g，莲子肉 10g，薏苡仁 15g，砂仁（后下）6g，桔梗 6g，炙甘草 5g。嘱咐患者服用七剂，以巩固疗效。同时，叮嘱患者要注意腹部保暖，避免食用生冷寒凉的食物，可适当多吃一些健脾益胃的食物，如小米粥、南瓜等。

【按】本案患者因长期处于寒湿环境中，寒湿之邪乘虚而入，损伤脾阳，导致脾失健运，水湿内停，下注大肠而发生泄泻。正如《素问》提到的："诸湿肿满，皆属于脾。"脾阳虚衰，不能温煦机体，故出现四肢寒冷、腹中冷痛等症状。董明国教授的升脾方以温阳升脾为主要治法，方中熟附子大辛大热，能补火助阳，散寒止痛，为温阳之要药；干姜温中散寒，与附子配伍，可增强温阳散寒之力；党参、白术健脾益气，以补脾虚之本；煨葛根升阳止泻，可使清阳得升，泄泻自止；砂仁化湿开胃，温脾止泻；枳壳理气宽中，行滞消胀；仙鹤草收敛止泻，可缓解泄泻症状。全方配伍合理，共奏温阳升脾、散寒化湿之功。董明国教授在治疗泄泻时，强调"脾虚为本，寒湿为标"，主张治疗泄泻应标本兼治。在本案的治疗过程中，初诊时以温阳散寒、化湿止泻为主，迅速缓解了患者的泄泻症状；二诊时在温运脾阳的基础上，加入理气消胀之品，以消除患者脘腹胀满的症状；三诊时则着重益气健脾，巩固疗效，防止泄泻复发。这种分阶段论治的方法，充分体现了中医辨证论治的灵活性和科学性。本案的治疗过程与《金匮要略》中"病痰饮者，当以温药和之"的理论相契合。患者脾阳虚衰，寒湿内盛，属于痰饮范畴，治疗时采用温阳化饮的方法，取得了良好的疗效。同时，治疗过程中注重顾护脾胃之气，体现了《伤寒论》"胃气为本"的思想。患者在治疗过程中，除了药物治疗外，还注重饮食调理和生活习惯的调整。通过避免食用生冷寒凉的食物，适当食用健脾益胃的食物，以及注意腹部保暖等措施，促进了脾胃功能的恢复，防止了泄泻的复发。这种"三分治，七分养"的理念，对于慢性泄泻的治疗具有重要的指导意义。综上所述，董明国教授在本案中运用了升脾方治疗脾阳虚泄泻，取得了显著的疗效。其辨证准确，治法得当，方药配伍合理，充分体现了中医治疗泄泻的特色和优势，对于临床治疗脾阳虚泄泻具有重要的参考价值。

名家验方

加味缩脾饮

组成：白术 20g，党参 15g，熟附子（先煎）9g，干姜 6g，煨葛根 12g，砂仁（后下）8g，枳壳 9g，炙甘草 5g，炒扁豆 20g，车前子（包煎）15g。

加减：泄泻日久，中气下陷，出现脱肛等症状者，加黄芪、升麻；湿邪较重，舌苔厚腻明显者，加苍术；兼食积，嗳腐吞酸者，加焦山楂、神曲。

功效：温肾健脾、散寒祛湿、升阳止泻。

主治：脾肾阳虚兼寒湿内阻之泄泻。症见晨起泄泻，大便清稀，夹有不消化食物，腹痛肠鸣，遇寒或进食生冷油腻后加重，伴神疲乏力，四肢不温，食欲缺乏，舌淡苔白腻，脉沉缓或沉细。

按：加味缩脾饮是何炎燊教授依据运脾之法创立的，何老认为脾健的关键不是补，而是运，脾运则湿邪自消、水道通调，泄泻乃愈。加味缩脾饮正是遵循了"脾失健运"的原理，研究出扶阳运脾的方法对腹泻型肠易激综合征治疗。

加味缩脾饮能扶阳运脾，升阳止泻。以附子、白术两味扶阳运脾药为君药，并辅以煨葛根、干姜、砂仁等温阳行气健脾之药，使受损之中州脾土得健运，使泻自止。白术具有扶植脾胃、祛除湿气以及除痹的功效。把白术作为君药，发挥其运脾之力；熟附子温脾肾阳，发挥其扶阳祛寒之功而止泻；煨葛根升阳举陷；砂仁行气和祛湿，同时能够开胃以及化湿止泻；枳壳和白术，一运一行，一升一降，消补兼施而止泻。临床中紧紧抓住疾病的病机，删繁就简，以恢复脾胃气机为要，治疗疾病的本质，使疾病的治疗简单化，而且效果显著。

五、预防调摄

1. 饮食规律与节制　脾胃乃后天之本，饮食与脾胃健康紧密相连，直接关系到泄泻病的预防。要严格遵循定时定量的饮食原则，三餐时间固定，拒绝暴饮暴食，每餐七八分饱即可，减轻脾胃负担。生冷食物像冰激凌、生鱼片等，会损伤脾胃阳气；油炸食品、肥肉这类油腻食物，难以消化，易生痰湿阻碍脾胃运化；辣椒、花椒等辛辣食物刺激肠胃；不洁食物可能携带病菌，这些都应避免食用。容易泄泻的人群，日常可以用药膳粥调理。脾胃湿热证者可用赤小豆、绿豆、薏苡仁、冬瓜及少量陈皮熬煮，清热化湿，改善黏滞不爽；脾虚湿阻证者可用山药、茯苓、薏苡仁、白扁豆搭配粳米煮粥，健脾利湿，缓解腹胀便溏；上热下寒证者可用莲子、山药、干姜、金银花（或淡竹叶）与粳米同煮，寒热并调，平衡口干与腹冷；肝郁脾虚证者可用陈皮、玫瑰、白术、茯苓入粥，疏肝理气兼健脾，缓解情绪相关腹泻；脾肾阳虚证者可用肉桂、干姜、芡实、山药搭配糯米，温补脾肾，减轻畏寒及五更泻；阴血亏虚证者可用黑米、红枣、百合、枸杞、桑葚共煮，滋阴养血，润肠止泻。

2. **注意腹部保暖** 寒邪易从腹部入侵人体，损伤脾胃阳气，导致脾胃运化失常，进而引发泄泻，尤其在季节交替时更要注意。要随天气变化及时添衣，不让腹部暴露。夜晚睡觉务必盖好被子，腹部敏感的人可佩戴肚兜，全方位保护腹部，以免受寒。

3. **调畅情志** 情志与脾胃功能密切相关。焦虑、抑郁等不良情绪会使肝气郁结，横逆犯脾，影响脾胃运化，引发泄泻。生活中，可通过听舒缓音乐（如古典音乐《高山流水》）放松身心；通过散步、旅游等活动亲近自然，舒缓压力；通过和朋友聊天等行为释放内心压力。总之，应保持乐观心态，避免情绪大起大落。

4. **加强锻炼** 锻炼能增强体质和免疫力，促进脾胃运化。可根据自身情况选择合适的锻炼方式：散步适合所有人，散步时步伐应适中，每次 30 分钟左右；慢跑强度稍大，每周 3~5 次，每次 20~30 分钟；太极拳动作缓慢，注重身心协调，每周 3~5 次，每次 30~60 分钟；八段锦由八个动作构成，每周 3~5 次，每次 15~20 分钟；瑜伽能放松身心，增强柔韧性，每周 3~4 次，每次 30~60 分钟。锻炼要循序渐进，避免过度劳累，锻炼后注意休息和补充水分。

5. **注意个人卫生** 勤洗手是预防泄泻的关键：饭前便后要用肥皂或洗手液按“七步洗手法”洗手，揉搓时间不少于 20 秒，以清除手上的病菌，防止病从口入。饮食卫生也很重要：不买过期、变质食物，选择新鲜干净食材，烹饪时务必煮熟煮透。餐具要定期消毒，可煮沸 15~30 分钟，或用消毒柜消毒。

6. **家庭自我中医保健**

（1）推拿按摩：揉腹时，掌心顺时针轻柔按摩腹部 5~10 分钟能促进胃肠蠕动；按揉足三里穴位 2~3 分钟，以局部酸胀为宜，能健脾和胃；家人协助捏脊，从尾椎沿脊柱两侧捏至大椎穴，反复 5~7 遍，能调节脏腑功能。

（2）艾灸：选取神阙、关元、足三里、中脘等穴位，艾条距皮肤 2~3cm，每个穴位灸 10~15 分钟，每周 2~3 次，起到温阳散寒、健脾止泻的作用。

（3）中药泡脚：脾胃虚寒者用艾叶、花椒、干姜煮水泡脚；湿热内蕴者用黄柏、苍术、苦参。水温 40~45℃，泡 15~20 分钟至微微出汗，谨防烫伤，泡后及时擦干保暖。

第四章　胃痞

一、概　　述

胃痞，泛指自觉心下痞塞满闷，触之无形，按之柔软，压之无痛的疾病。痞满的病名首见于《黄帝内经》。《素问》有云："太阳之复，厥气上行，水凝雨冰，羽虫乃死。心胃生寒，胸膈不利，心痛痞满。"其病因有饮食不节、起居不时和寒气为思等，如《素问》指出："食饮不节，起居不时者，阴受之……阴受之则入五藏……入五藏则䐜满闭塞。"《伤寒论》有言："若心下满而鞕痛者……但满而不痛者，此为痞，柴胡不中与之，宜半夏泻心汤。"

综上，感受外邪、内伤饮食、情志失调、体虚久病等因素会使脾胃纳运失职，功能衰退，升降失司，气机阻滞，从而发为胃痞。胃痞病在现代医学中无明确对应的疾病，多属于功能障碍性疾病。胃痞病的病因有多种，本章主要论述功能性消化不良（functional dys-pepsia，FD）。

二、病因病机

胃痞病的病因病机多而繁杂，但从整体把握，可分为实痞与虚痞，实痞病因有外邪、食积、气滞，虚痞病因多为年老或体虚久病。虚实夹杂，多种病因相互影响，故胃痞病最常见寒热、虚实错杂之病机。中医辨证提倡"三因制宜"，古方治疗脾胃病，多以行气、温中为法，岭南地区明清之后的医家多崇刘完素、朱震亨之学，认为"凡病多火"，岭南地区的居民"阳燠之气常泄""阴湿之气常盛"的体质特点，且因多食水产、瓜果的饮食结构，内外合湿，日久耗伤人体正气，导致机体阴阳亏虚，故在岭南地区，湿、食、热（火）、虚为本病发生的关键。

本病病因包括饮食不节、起居不时、邪气内侵、湿热所侵、情志不和以及脾胃内伤等多方面，所涉及的脏腑有肝、脾、胃等。脾胃为中焦气机枢纽，脾气主升，胃气主降，而肝的疏泄对这个枢纽起着重要的作用，无论肝、脾、胃中任何一脏发生病理改变，均会造成脾胃、肝脾、肝胃之间的气机失调。中焦气机阻滞，湿、食、痰、血随之而停，日久损伤气血阴阳而成本虚标实之证。如此多的致病因素或单一或兼夹作用于脾胃，使得脾胃病的辨证治疗较为复杂。根据中医理论“浊气在上，则生䐜胀”（《素问》）和“胃宜降则和”（《临证指南医案》），FD 的基本病机是胃失和降。在全面正确地认识该病的病因病机基础上，FD 的总病机特点可高度概括为中焦气机阻滞，脾胃升降失常。董明国教授提倡以“降胃气法”治疗胃痞病。认为本病病位在胃，与肝脾关系密切。脾虚是发病基础，肝郁是发病条件，胃气不降是引发诸症的共同中心病理环节。治疗应以调理顺达气机，恢复胃之通降为大法。董教授治疗 FD 的基本方法是通降和胃，再结合临床辨证分型证治，如肝郁者疏肝理气以通降，胃热者清热以通降，脾气虚者健脾理气以补降，胃阴虚者滋养胃阴以润降。

1. **寒热互结** 外感寒邪，或误下伤中，致使脾胃正气亏虚，“邪之所凑，其气必虚”（《黄帝内经》），邪气乘虚而入，结于中焦胃脘，阻碍脾胃运化与气机运行，导致脾胃阴阳失和，升降失序，出现寒热错杂之证。

2. **湿热壅遏** 岭南地处亚热带地区，气候多湿多热，正如《医学正传》所云：“岭南闽广等处曰瘴气，盖指山岚雾露烟瘴湿热恶气而名之也。”该地区之人易外感湿热之邪，或因痰湿、食积郁久化热，内外合邪，湿热壅遏三焦，气机不利，发为痞满。

3. **食积内停** 董明国教授根据岭南人群的饮食习惯创新性地提出“食毒理论”，《素问》曰：“鱼盐之地，海滨傍水……其民食鱼而嗜咸……盐者胜血……故其民皆黑色疏理，其病皆为痈疡。”各种因过食误食酿生的毒物，董老总结为“食毒”，饮食不节，嗜食肥甘厚味、生冷甜食，加重脾胃纳运负担，进而逾越脾胃运化之权，饮食积滞，痰湿、浊毒、邪热内生，阻碍气机，痞满自现。

4. **肝胃不和** 现代人生活节奏快，压力大，常出现焦虑抑郁状态，因情志不遂，肝气郁滞，失于疏泄，横逆乘脾犯胃，脾胃升降失常，或忧思伤脾，脾气受损，运化不利，气机不畅，肝胃不和，发为痞满。如《景岳全书·痞满》所言：“怒气暴伤，肝气未平而痞。”《巢氏诸病源候总论》有云：“由忧恚气积，或坠堕内损所致。”

5. **阴虚津亏** 先天禀赋不足，或后天调摄不当，致使脾胃气虚，中焦升降无力，清浊不分，痰湿、气滞日久化火伤阴，阴津亏虚则无以濡养脾胃，形成恶性循环。阴液在脾胃运化中起到重要作用，正如《温病条辨》云：“盖十二经皆禀气于胃，胃阴复而气降得食，则十二经之阴皆可复矣。”阴虚之胃和降失司，阴火上扰，浊气不降，壅滞中焦，而致胃痞。

6. **脾胃虚寒** 因先天不足、久病，脾胃受纳腐熟无权，或因痰湿、气滞内生，运化无力，脾胃气虚日久渐至阳虚，或年老体虚，肾阳不足无以温煦脾土，或因寒邪伤中，阳气虚损，中焦失于温运，发为胃痞。

三、辨证治疗

治疗胃痞病的基本方法是通降和胃，再结合临床辨证分型证治，如肝郁者疏肝理气以通降，胃热者清热以通降，脾气虚者健脾理气以补降，胃阴虚者滋养胃阴以润降。

1. **脾虚气滞证**

【**症状**】胃脘痞闷或胀痛，纳呆，嗳气，疲乏，便溏。舌淡苔薄白，脉细弦。

【**治法**】健脾和胃、理气消胀。

【**方药**】理气六君子汤（何老新订方）。

党参 20g，白术 15g，茯苓 15g，甘草 5g，半夏 12g，陈皮 5g，厚朴花 6g，柴胡 10g，枳壳 10g，白芍 15g，竹茹 15g。

2. **肝胃不和证**

【**症状**】胀满或疼痛，两胁胀满，每因情志不畅而发作或加重，嗳气频作，善叹息。舌淡红苔薄白，脉弦。

【**治法**】理气解郁、和胃降逆。

【**方药**】健胃消胀方（董明国方）或四逆散加减或小柴胡汤。

健胃消胀方：大腹皮 15g，枳壳 15g，沉香 5g，鸡内金 15g，莪术 10g，石斛 15g，太子参 15g，甘草 5g，佛手 15g，白芍 30g。

四逆散：柴胡 10g，枳壳（实）10g，白芍（赤芍）15~30g，甘草 5g。

小柴胡汤：柴胡 10g，黄芩 10g，党参 15g，炙甘草 10g，半夏 10g，生姜 2 片（自备），大枣 10g。

3. **脾胃虚寒证**

【**症状**】胃脘隐痛或痞满，喜温喜按，食少或纳呆，疲乏，手足不温，便溏。舌淡苔白，脉细弱。

【**治法**】健脾和胃、温中散寒。

【**方药**】加减黄芪建中汤（何老古方化裁）或附子理中丸。

黄芪 30~50g，白芍 30g，桂枝 10g，党参 25g，炙甘草 5g，大枣 3 枚，山药 25g，炒麦芽 30g，陈皮 5g，生姜（煨）5g。

4. **脾胃湿热证**

【症状】脘腹痞闷，胸胁胀满，心烦易怒，善太息，情志郁结，易悲善怒，呕恶嗳气，或吐苦水，大便不爽；舌淡红，苔薄白，脉弦。脘腹痞满或疼痛，口干或口苦，不欲饮，纳呆，恶心或呕吐。舌红苔黄厚腻，脉滑。

【治法】清热除湿、理气和中。

【方药】连朴饮加减。

黄连、姜厚朴、石菖蒲、法半夏各 5~10g，黄芩、陈皮、芦根、茵陈各 10~15g，生薏苡仁 15~20g。

5. **寒热错杂证**

【症状】胃脘痞满或疼痛，遇冷加重，便溏，口干或口苦，嘈杂泛酸。舌淡苔黄，脉弦细滑。

【治法】辛开苦降、和胃消痞。

【方药】半夏泻心汤加减（何老古方化裁）。

详见第二章名家验方半夏泻心汤加减。

四、医案解要

（一）何世东医案

患者，男，39 岁，2000 年 5 月 18 日初诊。

【病史】患者反复上腹胀满 5 年余，加重 1 周。于 1995 年开始觉上腹部胀满不适，经胃镜、肠镜、X 射线、腹部 B 超、实验室检查均未发现器质性病变，曾连续服用西沙必利、多潘立酮、法莫替丁等药物治疗，效果欠佳。

【刻下症】患者上腹胀满，以食后为甚，伴早饱、嗳气、恶心、纳差、乏力、消瘦等，舌淡红，苔黄稍腻，脉弦滑有力。查体心肺腹未见明显异常。

【诊断】

西医诊断：功能性消化不良。

中医诊断：痞满（脾虚湿热证）。

【治法】行气止痛、降气消胀、清热祛湿、健脾活血。

【方药】厚朴 10g，枳实 10g，法半夏 12g，蒲公英 30g，黄连 6g，党参 15g，紫苏梗 10g，黑老虎 15g，鸡内金 10g，五灵脂 10g。共 7 剂，水煎取，温服，日一剂。

【二诊】2000 年 5 月 25 日二诊：患者诸症悉减，但苦于工作繁忙，煎药条件有限，急于停药又易致病程反复，故何世东教授继予院内制剂康尔胃 2 号调理，每次 1 包，每天 2 次。4 周后，症状基本消失，胃纳转佳，体重增加 2kg。随访至今无明显不适。

【按】功能性消化不良属中医学“胃痞”等范畴，临床上以虚实错杂为主，以胃热多见。患者病程长、反复发作，表现为上腹胀满、早饱、嗳气、恶心等症状，其病机为脾虚湿困、气滞化热成湿热犯胃。本病之标为气滞、湿热，其本为脾虚不运，且久病入络，气滞血瘀。舌淡红，苔黄稍腻，脉弦滑有力乃脾虚气滞湿热证。何世东教授根据多年临床经验研制的康尔胃 2 号方，专门针对此类脾虚气滞湿热证。方中厚朴味苦辛，能下气除满消胀，枳实味苦性微寒，能破气行气除痞，法半夏能和中降逆，三药同用能增强行气除痞之功；紫苏梗行气止痛、降气消胀，五灵脂功用活血散瘀，通利血脉，能治“心腹胁肋诸痛”；黄连味苦性寒，能清泻心胃火热，常与枳实联用治疗热邪结滞于胃脘之“心下痞”；蒲公英性寒，能清泻胃热而不伤正；黑老虎、五灵脂行气活血止痛；党参与鸡内金合用，以补脾胃之气不足，又能和胃消食健脾，以保证久用亦不伤正。全方寒热并用，既能行气除满消胀、清泻胃热，又有补气健脾、活血散瘀、除痞消胀之功。二诊中的康尔胃 2 号实乃上方加减而成，大量的药理实验及临床研究证实其疗效确切，临床上用之也行之有效。

（二）董明国医案

患者，女，39 岁，2023 年 11 月 1 日初诊。

【病史】患者反复胃脘部不适多年。2020 年至 2023 年多次行胃镜，结果提示慢性胃炎，腹部彩超未见明显异常，遂前来就诊。查体：腹平软，未见胃肠型和蠕动波，全腹部无压痛及反跳痛，肝脾肋下未及，墨菲征阴性，肝肾区无叩击痛，肠鸣音正常。无特殊病史。

【刻下症】患者胃胀，胃纳尚可，睡眠正常，小便正常，大便正常。舌淡红，苔薄有裂纹，脉细弦。

【诊断】

西医诊断：功能性消化不良。

中医诊断：胃痞病（肝郁脾虚证）。

【治法】和肝理脾。

【方药】自拟和肝理脾方加减。

甘草10g,炒莱菔子10g,四制香附15g,麸炒枳实10g,紫苏梗10g,麸炒白术10g,稻芽30g,煨葛根10g,青皮10g,太子参15g,鸡内金10g,五指毛桃30g,白芍30g,共7剂,日1剂,水煎取药汁400ml,分早晚温服。

【二诊】患者腹胀较前缓解,舌淡红,苔薄有裂纹,脉细弦,治以和肝理脾消食,增以健脾养阴之品。方药:枳实10g,炒莱菔子10g,炒稻芽30g,麦冬20g,熟党参15g,白术10g,炙甘草10g,茯苓10g,炒麦芽30g,鸡内金10g,酒女贞子20g,海螵蛸20g,郁金20g,四制香附20g。共14剂,日1剂,水煎取药汁400ml,分早晚温服。

【三诊】患者偶见胃隐痛不适,肝脾不和,治以和肝理脾,佐以行气止痛。方药:法半夏10g,蒸陈皮10g,茯苓15g,麦冬10g,玉竹10g,炒山楂5g,白芍30g,四制香附10g,墨旱莲10g,海螵蛸20g,九香虫10g,预知子10g。7剂,用法同前。

【四诊】患者胃痛间发,舌淡苔黄厚,中有裂纹,脉细弦,治以消食和肝理脾,化湿和胃。方药:白术10g,熟党参15g,茯苓10g,蒸陈皮10g,姜半夏10g,炙甘草5g,四制香附15g,炒麦芽30g,紫苏梗10g,墨旱莲15g,蒲公英10g,广藿香10g,夏枯草20g,海螵蛸20g,醋莪术10g。7剂,用法同前。

【五诊】患者舌红苔少,脉细弦。胃阴不足,治以养阴益胃,消食行气。方药:①麦门冬汤加减,麦冬15g,法半夏10g,甘草5g,山药10g,干石斛10g,乌梅10g,玉竹15g,白芍15g,炒稻芽30g,砂仁10g,炒莱菔子10g,乌药10g,麸炒枳实10g,百合10g,姜厚朴10g。7剂,用法同前。②健胃消胀片6片,口服,每日三次,连服7天。

【六诊】患者舌淡红,苔薄,脉细弦。治以疏肝行气,健脾和胃。方药:柴胡疏肝散加减。太子参10g,白术10g,茯苓10g,蒸陈皮10g,姜半夏10g,白芍15g,北柴胡10g,炙甘草5g,四制香附10g,预知子10g,麸炒枳实10g,莱菔子10g,牡蛎20g,浙贝母20g。7剂,用法同前。

经近两个月调理,患者腹胀基本消除,随访至今再无复发。

【按】本案患者以反复胃脘部不适多年为主诉,结合其舌脉,考虑肝郁脾虚。肝气郁滞则乘犯脾胃,舌淡红,苔薄有裂纹,脉细弦均符合此征象。治以和肝理脾,自拟和肝理脾方如下:甘草、炒莱菔子、香附、炒枳实、紫苏梗、炒白术、稻芽、煨葛根、青皮、太子参、鸡内金、五指毛桃、白芍。根据患者舌脉进行加减，方中香附、紫苏梗、青皮疏肝理气，麸炒枳实行气导滞，鸡内金、炒莱菔子、稻芽消食，麸炒白术健脾益气，太子参气阴双补，白芍敛肝，葛根疏解少阳，五指毛桃健脾化湿，甘草补中调和诸药。后续行和肝、理脾、养阴、消食等治疗。

名家验方

加减麦门冬汤

组成：太子参 20g（或西洋参 10g），北沙参 15g，麦冬 12g，半夏 10g，甘草 5g，山药 20g，石斛 15g，百合 20g，乌药 10g，谷芽 25g。

加减：该方的加减法乃何炎燊教授的经验方。口干渴，舌红无苔，胃酸缺乏者加乌梅 10g，玉竹 15g；脘痛牵引胁腹，或里急拘痛者，加白芍、川楝子；少食则饱，恶食肉类者，加焦山楂、鸡内金；口苦口秽，舌黄干呕者，加竹茹、芦根。

功效：清养胃阴。

主治：各种慢性胃炎（特别是萎缩性胃炎），溃疡病，胃阴偏虚者，胃脘热烘，隐痛喜按，或不痛而翳闷不舒，痞满不适，气逆上冲，胸膈咽喉不利，口干喜饮，胃呆纳差，大便干结，舌干红苔少微黄。

按：胃阴不足者，不宜用温燥升补之品。《金匮要略》麦门冬汤乃滋养胃阴之祖方，又从张锡纯法，用山药代粳米而去大枣之甘壅。半夏虽燥，然在大队甘柔药中，不但不觉其燥，且因其体滑性降之质，有降逆和中之用，再加北沙参石斛之滋养，百合乌药之清化，谷芽之消滞，用作治胃阴不足诸病之基本方，乃王者之师，久久自见其功。

特色疗法

胃腹散（成方）封包熥络宝治疗

取适量胃复散装入布袋封口，微波加热（以不烫伤皮肤为度）后外敷于中脘穴或胃脘部，每日 1~2 次，5~7 天为 1 疗程。

功能：行气消胀，应用于脘腹胀满者。

五、预防调摄

胃病要“三分治，七分养”，具体如下。

1. **情志调摄**　功能性消化不良是一种身心疾病，与情绪的异常密切相关。在治疗时要时常关注患者的心理健康，当患者出现焦虑、抑郁情绪时，要正确引导、给予积极的鼓励，辅助配合治疗。

2. **饮食护理**　指导患者养成良好的饮食习惯，规律饮食，避免暴饮暴食，少吃易引起腹胀的食物，具体如下：①避免进食含气的饮料如汽水、可乐等；②避免吃产气的食物如洋葱、豆类、白薯、牛奶、甜点等；③忌食浓茶、咖啡、烟、酒、辛辣食物；④避免食物过冷、过热、过油腻；⑤避免进食大量脂肪、蛋白质和甜品。中医的精华在于辨证论治，饮食调摄也不例外，根据患者不同的体质和病因，提供以下几种食疗参考。

（1）脾虚气滞者

食疗原则：益气健脾，行气化湿。

食疗食物：陈皮、扁豆、薏米、山药、白术、莲子等。

食疗食谱：茯苓陈皮粥。陈皮 5g，茯苓 20g，粳米 50g，同煮成粥。

（2）肝胃不和者

食疗原则：疏肝和胃，兼以条达情志，保持心情愉快，多食白萝卜、陈皮水等。

食疗食物：玫瑰花茶、山楂、柑橘、佛手、莲藕等。

食疗食谱：砂仁橘皮粥。砂仁 10g，橘皮 5g，粳米 100g，熬煮成粥。

（3）脾胃虚寒者

食疗原则：温中补虚，散寒消痞。

食疗食物：红参、生姜、红糖、胡椒。

食疗食谱：红枣生姜大米粥（做法见第二章）。

（4）脾胃湿热者

食疗原则：清热利湿，健脾和胃。

食疗食物：豆蔻、薏米、赤小豆、冬瓜。

食疗食谱具体见第二章。

3. **作息规律**　指导患者规律生活，起居有时，劳逸结合。

4. **家庭自我保健**

（1）艾灸

灸疗：在背部第九至第十一胸椎两侧 1.5 寸，用艾条灸 5~15 分钟，主治胃痛、腹痛、腹胀、反胃吞酸、呕吐、嗳气。

疗程：每天 1 次，每次 2 个部位；10 天为 1 疗程。

（2）耳穴压豆

耳穴的选择：主穴有脾、胃、胆、十二指肠，根据辨证时涉及的脏腑不同来选择；配穴有神门、皮质下、交感。

治疗方法：用王不留行籽进行敷贴，每次自行按压 5~10 分钟，每日不少于 3 次，5 天一个疗程，一般 3 个疗程。

（3）中药茶饮：茶饮为中医调摄的一大特色，适量饮茶有利于疾病恢复（不提倡胃病患者喝浓茶）。肝胃不和的患者可饮用疏肝和胃茶（香薷 2g，青蒿 5g，葛根 8g，荷叶 4g，大腹皮 5g）；胃阴不足患者可饮用养阴降火茶（石斛、麦冬、白芍、甘草、大枣、枸杞子各 5g）；脾虚气滞患者可饮用健脾行气茶（茉莉花、陈皮、焦山楂、薄荷各 5g）。

第五章 肝著

一、概　　述

肝著临床表现为黄疸（身黄、目黄、尿黄）、胁肋疼痛、肝区胀满、腹水鼓胀等症状。“肝著”，或作“肝着”，病名出自《金匮要略》，“肝着，其人常欲蹈其胸上，先未苦时，但欲饮热，旋覆花汤主之。”《灵枢》亦有言：“肝胀者，胁下满而痛引小腹。”本章从脾胃论治肝著，主要讨论慢性乙型肝炎，此病流行广泛，传播途径复杂，发病率高且危害大，在各类传染病中占据重要地位。本章重点探讨由湿热疫毒蕴结肝胆、气血瘀滞、正气亏虚等引起的肝著。

二、病因病机

《素问》中有云“邪之所凑，其气必虚”，乙型肝炎病毒属中医“疫气”范畴，其性湿热氤氲。本病病机以正虚为本，邪实为标，内外合邪，胶结难解。正气充盛则御邪于外，若中焦脾土亏虚，湿热疫毒乘虚内侵，阻滞肝络，则成肝郁脾虚、湿热瘀毒互结之证。湿性重浊黏腻，易阻气机，致肝失疏泄，脾失健运，形成本虚标实、虚实夹杂之病理状态。病程迁延日久，可由气及血，由实转虚，终致阴损及阳，阴阳两虚。

何炎燊教授、董明国教授倡导“实脾非补脾”的学术思想，认为“见肝之病，当先实脾”的核心在于斡旋脾胃气机。针对湿热浸淫、寒湿困脾、饮食积滞等不同病机，提出“清热化湿实脾”“温阳散寒实脾”“消食导滞实脾”等治法，强调通过调整脾胃升降功能以达到“培土抑木”之效。

二位教授始终把握“脾虚为本，湿热瘀毒为标”的病机特点，注重脾胃功能的整体调理。突破“见肝治肝”的局限，从“治肝先实脾”到“实脾即治肝”，形成独特的肝病治脾理论体系。善用“补气而不壅滞，祛湿而不伤阴，活血而不破血”的平和之品，如黄精、山药、茯苓等，体现了“攻补兼施，标本兼治”的学术思想。当代中医治疗慢性乙型病毒性肝炎（以下简称慢性乙型肝炎），当以"治病求本"为指导，结合现代医学对乙型肝炎病理机制的认识，在继承名老中医经验的基础上，不断创新治法，形成具有中医特色的辨治体系。

1. **湿热蕴结证**　肝著的湿热蕴结证主要由饮食不节、情志失调、外感湿热、脾胃虚弱及久病伤肝等因素引起。其病机表现为湿热之邪蕴结于肝胆，导致肝胆疏泄功能失常，甚或引发黄疸。湿热之邪蕴结于肝胆，导致肝胆疏泄功能失常。胆汁排泄不畅，进而影响脾胃的运化功能，出现脘腹胀满、纳呆、厌油等症状。湿热之邪阻滞气机，导致气血运行不畅。患者常出现胁肋胀痛、口苦、胸闷等症状。湿热之邪上扰心神，患者可出现心烦不宁、失眠多梦等症状。

国医大师杨春波教授提出"脾胃湿热为全身湿热枢纽"理论，创新性地将温病"火郁发之"思想融入肝病治疗。其自拟"精萆补化汤"，以黄精培补脾胃，萆薢、白鲜皮清热利湿，刺蒺藜、赤芍疏肝活血，佐以升降散（僵蚕、蝉蜕、姜黄、大黄）升清降浊，使深伏血分之湿热毒邪外达内泄。该治法体现了"补脾胃、化湿热、活肝络、调升降"的四维辨治策略。

2. **肝郁脾虚证**　《素问》有言："肝苦急，急食甘以缓之……脾苦湿，急食苦以燥之。"肝郁不舒，脾气虚弱，二者相互影响，共致病患。《素问》有云："百病生于气也，怒则气上。"肝气郁滞，疏泄失常，横逆犯脾，脾土受侮，运化无力。饮食失调，劳倦过度，亦伤脾胃，致脾气更虚。久病伤脾，脾失健运，此乃肝郁脾虚之根本。肝气郁结，疏泄不利，气血运行受阻，故见胁肋胀痛、胸闷不舒之症。脾气虚弱，运化无权，水湿内生，湿浊中阻，故见脘腹胀满、纳少便溏之症。脾虚不能运化水谷精微，气血生化乏源，机体失养，故见神疲乏力、面色萎黄之症。《灵枢》有言："五十岁，肝气始衰，肝叶始薄，胆汁始灭，目始不明。"肝气不舒，影响心神，故见心情抑郁、善太息之症。脾虚湿盛，湿邪下注，可引发带下量多、色白质稀之症。湿邪浸渍肌肤，还可导致皮肤瘙痒、湿疹之症。

全国老中医药专家陈国良教授创立"肝郁脾虚兼湿热"证治体系，主张"治肝先实脾，实脾必祛湿"。治疗上以健脾祛湿为基础，佐以疏肝理气之品，脾气健则湿有去路，肝气舒则热无留所。

3. **肝肾阴虚证**　《素问》中提到："年四十而阴气自半也，起居衰矣。"肝肾之阴，渐亏渐耗，终致阴虚内热。《素问》中亦有云："肾者，主蛰，封藏之本，精之处也。"肝肾失养，房劳过度，耗伤肾精，肾阴亏损，肾阴不足，不能滋养肝木，肝木失养，则疏泄失常。久病耗伤，情志内伤，亦伤肝肾之阴，致阴虚更甚。

肝肾阴虚，肝失疏泄，气机不畅，故见胁肋隐痛、悠悠不休之症。肾阴亏损，不能上济心火，心火亢盛，扰动心神，故见心烦失眠、多梦易醒。肝肾阴虚，虚火内生，灼伤津液，故见口燥咽干、五心烦热之症。

4. **脾肾阳虚证**　《素问》有言："阳气者，若天与日，失其所，则折寿而不彰。"肝肾之阳渐衰渐弱，终致阳虚内寒，肝肾失温。久病伤阳，耗损肝肾之阳气。年老体衰，阳气自衰，肝肾之阳亦渐不足。肝肾阳虚，肝失温煦，疏泄无力，故见胁肋隐痛、喜温喜按之症。肾阳亏损，不能温煦脾阳，脾阳不振，运化无权，故见脘腹胀满、大便溏薄之症。阳虚不能制阴，阴寒内生，故见畏寒肢冷、面色㿠白之症。肝肾阳虚，筋脉失温。阳虚水泛，水湿内停，可引发水肿之症。肾阳不足，膀胱气化不利，故见小便不利、夜尿频多之症。

三、辨证治疗

本病以肝气郁滞为本，寒、湿、热、瘀为标，急性期实证为主，慢性期以虚证为主，虚实错杂。辨证需明阶段、辨虚实、辨证候、辨脏腑。治疗以疏肝解郁，调和气血为主。急性期疏肝理气、活血化瘀，慢性期养肝柔肝、益气健脾，灵活运用治法，以使疾病痊愈。

1. **湿热蕴结证**

【症状】身目黄染，黄色鲜明，小便黄赤，口干苦或口臭，脘闷，或纳呆，或腹胀，恶心或呕吐，右胁胀痛，大便秘结或黏滞不畅，舌苔黄腻，脉弦滑或滑数。

【治法】清热利湿。

【方药】茵陈蒿汤或清热退黄汤（何老新订方）加减。

茵陈蒿汤：茵陈 20g，栀子 10g，制大黄 10g，甘草 5g。

清热退黄汤（何老新订方）：茵陈 30g，田基黄 30g，鸡骨草 30g，栀子 15g，郁金 15g，白花蛇舌草 30g，积雪草 30g。

2. **肝郁脾虚证**

【症状】胁肋胀痛或窜痛，急躁易怒，喜太息，纳差或食后胃脘胀满，乳房胀痛或结块，嗳气，口淡乏味，便溏，舌质淡红，苔薄白或薄黄。脉弦。

【治法】疏肝健脾。

【方药】补脾疏肝汤（何老新订方）加减、四逆散、小柴胡汤加减、柴胡疏肝散加减。

补脾疏肝汤（何老新订方）：详见本章名家验方部分。

四逆散：详见第二章第三部分。

小柴胡汤加减：柴胡 10g，黄芩 10g，党参 10g，半夏 10g，炙甘草 10g。

柴胡疏肝散加减：柴胡 10g，香附 10g，枳壳 10g，陈皮 10g，白芍 10g，紫苏梗 10g，八月札 10g，麦芽 30g，甘草 5g。

3. **肝肾阴虚证**

【**症状**】腰痛或腰酸腿软，胁肋隐痛，眼干涩，五心烦热或低热，耳鸣、耳聋，头晕、眼花，口干咽干，劳累加重，小便短赤，大便干结，舌红少苔，脉细或细数。

【**治法**】滋补肝肾。

【**方药**】一贯煎加减。

北沙参 20g，麦冬 10g，生地黄 10g，枸杞子 10g，玄参 10g。

4. **脾肾阳虚证**

【**症状**】食少便溏或五更泻，腰痛，或腰酸腿软，或阳痿早泄，或耳鸣耳聋等，形寒肢冷，小便清长或夜尿频数，舌质淡胖，苔润，脉沉细或迟。

【**治法**】温补脾肾。

【**方药**】附子理中汤加减。

党参 15g，白术 10g，制附子（先煎）10g，干姜 5~10g，甘草 5g。

四、医案解要

（一）何炎燊医案

李某，男，12 岁，1973 年 5 月 5 日初诊。

【**病史**】患者曾因初夏患感冒，发热弛张，数日后，热甚，出现黄疸。某医院诊断为“黄疸肝炎”，用肝精、葡萄糖，维生素 B、维生素 C 等治疗一周，病情恶化。5 月 5 日，主动出院，更换医院进行治疗。

【**刻下症**】患者发热，体温 39.1℃，头痛昏沉，神情烦躁，时有错语，全身黄染，两目如金，溺如浓茶，胁腹胀痛，入夜痛甚，不能入寐，谵语滔滔，厌食、干呕、渴不引饮，脉洪大数，舌绛苔黄厚腻。肝区压痛明显，腹满拒按，肝脾触诊不满意。

【**辅助检查**】血常规：白细胞 7.8×10^9/L，中性分叶核粒细胞 0.32，中性杆状核粒细胞 0.06,淋巴细胞 0.58,单核细胞 0 04。肝功能检查的结果亦显示其患有肝炎。

【诊断】

西医诊断:黄疸型肝炎。

中医诊断:肝著(热入营血证)。

【治法】清热凉血,除湿退黄。

【方药】紫雪丹合清热退黄汤加减。

紫雪丹 3 支(每支 2.5g),一日三次。

清热退黄汤加减:茵陈 30g,田基黄 30g,鸡骨草 30g,栀子 15g,郁金 15g,白花蛇舌草 30g,积雪草 30g,枳实 15g,大黄 15g,川楝子 10g,延胡索 15g。

西药:10% 葡萄糖,维生素 C。

名家验方

清热退黄汤(何炎燊经验方)

组成:茵陈 30g,田基黄 30g,鸡骨草 30g,栀子 15g,郁金 15g,白花蛇舌草 30g,积雪草 30g。

功效:清热、祛湿、退黄。

主治:诸般黄疸(包括急性传染性肝炎,慢性肝炎急性发作,早期肝硬化)属实证热证,或本虚标实,标证急,急须治标者。

加减:恶寒发热者,加柴胡、连翘;小便浑浊不畅或如牛尿者,加滑石、大黄;腹满痛便秘者,加枳实、厚朴、大黄;胁痛拘急者,加柴胡、白芍;脘闷呕逆者,加姜竹茹、半夏。

按:何老认为乙型肝炎疫毒急剧增加,疫毒鸱张,致病最速,毒热熏灼肝胆,胆汁泛溢,故起病急骤,黄疸症状迅速加剧;热毒内炽,耗伤津液,可致高热烦渴;热毒侵入营血,迫血妄行,上逆则吐衄;甚则疫毒上扰神明,致神昏谵语。故用药要量大而专,以急挫病势,谨防进一步恶化。茵陈为治疗黄疸要药,有清利湿热、利胆退黄的功效。田基黄清热利湿、解毒、散瘀消肿。鸡骨草清热解毒、舒肝止痛。栀子归心、肺、三焦经,泻火除烦、清热利湿、凉血解毒,其清热利湿之力有助于清利肝胆湿热,使湿热从小便而去，还能凉血解毒。郁金活血止痛、行气解郁、清心凉血、利胆退黄，一方面能疏肝行气解郁，缓解因肝气不舒导致的胁肋胀痛；另一方面可利胆退黄。白花蛇舌草清热解毒、利湿通淋。积雪草清热利湿、解毒消肿。此药方以清热利湿、解毒退黄为主，兼以疏肝理气、活血，针对湿热内蕴、肝气不舒的病机特点进行组方，力专效显。用之治疗急性传染性黄疸肝炎及胆道感染均有效。

【二诊】第二日，患者体温稍降，谵语稍减，胁脘仍痛，体温 38.2℃，神识略好。前方续用两天。

【三诊】第四日，患者泻溏黄粪 3 次，腹胀感再减，肝区疼痛未止，前方去大黄，加木香 6g，紫雪丹数量改为 2 支。

【四诊】第五日，患者的体温降至 37.3℃，精神稍好。略能进食稀糜，溏便一次，肝痛依然，入夜辗转不得卧，4 日而痛不稍减。忆民间常用狗肝菜治肝经湿火、气血两燔者多验，有“小羚羊”之称，然羚羊长于息风镇痉，而狗肝菜则长于清热解毒也。又夏枯草善散结解郁，二药同用，使湿毒除而郁结解，通则不痛矣。乃于三诊方去川楝子、延胡索、木香，加狗肝菜 60g，夏枯草 30g，煎成两大碗，自晨至暮，分次频服，紫雪丹仍用 2 支，下午，患者小便通畅，热净，肝区疼痛大减，一夜安静。第六日晨，知饥，能食粥一碗。仍用前方，停用紫雪丹。

此后悉本此法加减，不杂一分温补，逐日见好转，6 月 12 日出院。出院时查体，结果提示肝功能已恢复正常。

【按】经过多年的临床实践，反复修订，最后厘定“清热退黄汤”一方。慢性肝炎、慢性胆囊炎及肝硬化等病，若出现黄疸，而按中医辨证乃属热证实证，或是本虚标实，宜先治其标者，用本方亦可顿挫病势，然后徐图治本。

（二）何炎燊医案

廖某，男，34 岁，2005 年 6 月 12 日初诊。

【病史】患者于 1999 年体检时发现传染性乙型肝炎，当时乙肝两对半检查提示 HBsAg（+），HBeAb（+），HBcAb（+），肝功能肝功能正常。患者不以为意，失于调治。2003 年 6 月发现肝功能不正常（化验结果已遗失），在当地某医院用西药治疗两个月后，肝功能恢复正常。停服西药数月，2003 年 12 月查体，结果显示肝功能不正常（化验结果已遗失），在当地某医院住院治疗，用西药治疗后，肝功能指标下降，但未恢复正常，以后间断服药。2005 年 6 月 2 日复查乙肝两对半检查，结果同前，肝功能：丙氨酸氨基转移酶 690IU/L，天冬氨酸氨基转移酶 480IU/L，γ-谷氨酰转移酶 346IU/L，其余项目均正常，未做 B 超检查。

【刻下症】患者形体消瘦，面色黄晦如烟熏，巩膜、皮肤黄染，精神疲惫。声低气怯，四肢倦怠，口秽喷人。纳呆，恶心呕吐，寐差，眩晕耳鸣，肝区疼痛，齿衄，溺黄，大便呈细条状，质软。舌质红，舌中心有裂纹，苔少而干，脉弦大，腹濡软。

【诊断】

西医诊断：乙型病毒性肝炎。

中医诊断：肝著（湿热困脾证）。

【治法】补气健脾，疏肝解郁，活血化瘀，清热利湿退黄。

【方药】补脾疏肝汤加减。

黄芪 20g，党参 20g，白术 15g，茯苓 20g，陈皮 5g，炙甘草 5g，薏苡仁 25g，扁豆花 15g，石斛 15g，田基黄 15g，茵陈 20g，白花蛇舌草 20g，夏枯草 20g，山药 25g，丹参 15g，三七 5g。共 7 剂。

名家验方

补脾疏肝汤

组成：黄芪 20g，太子参或党参 20g，白术 12g，山药 20g，茯苓 15g，甘草 5g，扁豆花 12g，陈皮 5g，砂仁 5g，石斛 15g，糯稻根须 25g，柴胡 12g，白芍 20g，麦芽 25g。

功效：补气健脾、疏肝解郁。

主治：乙型肝炎转氨酶正常或稍偏高，自觉短气疲乏、不耐烦劳、胃纳稍差，其他症状不甚明显者。

按：该方乃何炎燊经验方。当下，常见许多患者对乙型肝炎认识不正确：一种是一见患上乙型肝炎即惴惴不安，宛如大难临头，情绪过度紧张，精神不主内守，则正气不充，抗病能力不足，导致病情加重；另一种则粗心大意，自以为身体康强，小恙不成祸患，依旧操持熬夜，吸烟酗酒，以致小病酿成大患。《金匮要略》有云："见肝之病，知肝传脾，当先实脾。"故选补气健脾之参苓白术散为基础，适当加减。重用黄芪，以扶持正气，增强机体之免疫功能。用扁豆花，取其不板滞而清化，配合石斛、糯根皆甘淡中和之品，甘淡既能养脾胃之阴，又能化中焦之湿。在大队补脾气、养胃阴药中加入柴胡、白芍、麦芽，能疏达木郁，又不伤正气，为佐使。此方不寒不燥，补而不滞。肝脾同治而以实脾为主，疏肝为辅，盖"脾王不受邪"，乃《金匮要略》"上工治未病"之旨也。每周煎服两三剂，持之以恒，慎寒暑、节饮食、戒烟酒、惜精神，多数患者皆有不同程度的好转，或双阳转为单阳，或阳性滴度降低，或出现 e 抗体，亦有转阴而多年不复发者。

【二诊】何老以前方为基本方，随症加减。治之匝月，患者胃纳、精神明显好转，黄疸稍退。舌质红，舌中心有裂纹，苔少而干，脉弦大。

【三诊】实验室检查：复查乙肝两对半结果同前，肝功能：丙氨酸氨基转移酶 116IU/L，天冬氨酸氨基转移酶 178IU/L，γ-谷氨酰转移酶 246IU/L，其余各项均正常。

此乃脾胃功能渐健，湿热渐退，仍守前方加减。

黄芪 20g，太子参 20g，白术 15g，茯苓 20g，炙甘草 5g，陈皮 5g，石斛 15g，白花蛇舌草 20g，夏枯草 20g，茵陈 20g，竹茹 15g，鸡骨草 20g，扁豆花 15g，三七 5g，丹参 15g。10 剂。

【按】传染性乙型肝炎乃西医病名，西医辨病，病位在肝，但不等同于中医藏象中的肝。临床所见，多属湿热伤脾所致，病久则脾虚益甚，土虚则肝木乘之，故多属脾虚肝郁病机。此例用补脾疏肝汤，各项异常数值即明显下降，此例属乙型肝炎之较重者，近期疗效尚满意，远期疗效有待追踪。

（三）何炎燊医案

卢某，男，32 岁，1994 年 2 月 1 日初诊。

【病史】1993 年秋，患者因工作繁忙，经常熬夜甚至通宵，兼之酬酢频频，饮食失节，渐形瘦神疲、口苦、纳差、溺黄、便秘。检查后诊断为慢性活动性乙型肝炎，曾用西药治疗4个月未效，诊其脉如平，而苔黄口秽，细询乃知其家人虑其体虚，日进鲍鱼、人参、鱼翅、鱼肚等，遂有上述见症。

【刻下症】患者眠差，饮食失节，渐形瘦神疲、口苦、纳差、溺黄，便秘。苔黄口秽，脉平。此病虽有正虚一面，而目下则以邪实为主。

【诊断】

西医诊断：慢性乙型肝炎。

中医诊断：肝著（劳倦所伤、饮食积热之实证）。

【治法】采用清法治疗。

【方药】四逆散合越鞠丸化裁。

柴胡15g，栀子15g，神曲15g，赤芍20g，枳实10g，苍术10g，土茯苓30g，白花蛇舌草30g，田基黄30g，茵陈20g，扁豆花15g，郁金10g，甘草5g。

用此方加减治疗两个月。

【二诊】患者纳食、睡眠均转好，二便通调，检查结果提示其已好转。此时邪势已衰，乃改用培土排木，清养之剂：西洋参10g，麦冬12g，北沙参15g，茯苓15g，石斛15g，扁豆花15g，山药20g，白芍20g，田基黄20g，柴胡12g，枳壳10g，甘草5g。

【三诊】1996年春，患者复查，结果显示HBsAg（－），肝功能正常。为巩固疗效，常服本院所制之肝康片。1997年5月，再往省医院检查，结果显示患者出现乙型肝炎抗体，其余无异常。

【按】慢性乙型肝炎，其病程中多伴随脾胃相关的症状，故《金匮要略》中的论述“见肝之病，知肝传脾，当先实脾”，具有深远的临床意义。这里的“实脾”，不应仅仅局限于补脾的狭隘理解，而应拓展为对脾胃功能的全面调整，旨在恢复其正常的生理状态。正气充盈，方能通过培土以抑制肝木的过亢。

湿热侵袭、寒湿中伤、饮食积滞、情志不舒、思虑过度以及劳逸失度等因素，均可导致脾胃功能失调。因此，在临床上，应根据不同的病机，灵活运用各种方药，精准地调整脾胃功能，从而达到实脾的治疗目的。

该案中，患者既存在因劳倦所伤的脾虚证候，又兼有饮食积热之实证表现。若一味补虚，反而可能碍脾运化，助长实邪。故采用清法治疗两个月有余，邪势方得衰减，正气渐趋安稳。

目前，乙型肝炎尚缺乏有效的根治方法，病情虽可暂时缓解，但多易反复。

此案患者能够保持3年的相对稳定，固然是药效之功，而其能够严格遵守医嘱，注意饮食调节，保持良好的精神状态，亦是疾病得以控制的关键所在。

（四）董明国医案

王某，男，32岁，2023年3月9日初诊。

【病史】患者反复纳差乏力1年余。1年前出现食欲缺乏、全身乏力、上腹不适、时有反酸等症状。既往有乙型肝炎病史，规律服用替诺福韦抗病毒治疗。

【刻下症】患者纳差乏力，上腹不适，时有反酸，大便干结，小便调。舌红干，苔少，脉弦细。

【诊断】

西医诊断：乙型肝炎。

中医诊断：肝著（肝肾阴虚）。

【治法】滋补肝肾。

【方药】一贯煎加减。

北沙参20g，麦冬10g，生地黄10g，枸杞子10g，玄参10g，白芍30g，甘草10g，白术20g，五指毛桃30g，稻芽15g，麦芽15g，石斛10g，叶下珠30g，牡丹皮10g。共七剂，清水煎服，每日1剂。

【二诊】患者服药后症状缓解，但仍纳差、乏力、上腹不适、时有反酸，舌干较前改善，脉弦细，大便不成形，偶有腰酸腿软，虑其上方行气之力尚且不足，应加强行气破气之品，故加香附15g，乌药10g，以行气疏肝；红花10g，桃仁10g以加强活血之力；山茱萸15g以补益肝肾，继服七剂。

【三诊】患者服药后症状进一步缓解，苔薄，脉弦，大便成形，大便频率每天1~2次。随访1年，纳差、乏力等症状未再发作，大便成形。

【按】本医案患者起病隐匿，结合既往病史可辨病为肝著。患者感染病毒之邪，肝失疏泄，横逆犯胃，胃失和降，气机壅滞，易上，故反酸，纳差。气滞日久而见气阴虚，则乏力。舌红干苔少，脉弦细为肝肾阴虚之表现。阴虚，津液不足，故大便干结。对于久病余下的本证（如阴虚、血瘀），当采用“四面合围”法一举治之。董明国教授在原方上加入石斛、山茱萸以滋肾、胃之阴，补气同时加用香附、乌药入肝经，行肝胆之气，以防补气过滞，恰行助运之功，稍佐疏通行气，以助活血药散血瘀、调气和血。肝著的治疗，亦是病因的治疗，祛除病因兼扶正，其效必彰。

（五）杨春波医案

唐某，男，32岁，1980年3月24日初诊。

【病史】患者有急性黄疸型肝炎、乙型肝炎史，在美国治疗未效。回国后用过葡醛内酯片、复方益肝灵、云芝、肝泰颗粒、垂盆草、联苯双酯等，反复多年未愈。

【刻下症】患者右胁下刺痛，口苦而臭，夜寐梦多。知饥纳少，头晕肢乏，小便淡黄，大便正常；舌暗红，苔黄腻，脉弦缓。

【辅助检查】患者肝右肋下触及、质软，脾未触及。肝功能试验结果提示患者肝炎。

【诊断】

西医诊断：慢性乙型肝炎。

中医诊断：肝著（脾虚湿热，肝络滞瘀）。

【治法】健脾清化，舒肝通络。

【方药】精萆补化汤加减。

黄精15g，萆薢15g，白扁豆12g，茯苓10g，白鲜皮10g，茵陈10g，刺蒺藜10g，赤芍10g，厚朴6g，琥珀3g，升降散（分冲）9g。

【二诊】服药1个月后患者复查，检查结果提示其肝功能有所改善。守上方续服数月，患者症状消除，纳食复常；肝功能正常。随访两年未复发。

【按】杨春波教授深谙《金匮要略》“见肝之病，知肝传脾，当先实脾”之真谛，创新性地提出脾胃湿热为全身湿热枢纽的学术观点。其认为肝炎湿热证的病机关键在于脾胃升降失常，主张从后天之本入手，通过斡旋中焦气机以达清化湿热、活血通络之效。针对黄疸型肝炎失治误治后湿热毒邪深伏血分、肝络瘀阻之症，杨老自创精萆补化汤加减，黄精取其气阴双补之性，既补脾胃之虚以绝湿源，又养肝肾之阴以柔肝体，其甘润之性与湿热证之黏腻特性相契，补而不滞。萆薢善利湿分清，白鲜皮苦寒清热，二药相须为用，可导湿热从小便而出，体现“治湿不利小便，非其治也”的经典治则。刺蒺藜疏肝解郁，赤芍凉血活血，二者协同破血络之瘀、解肝郁之滞，暗合“治肝先活血”的辨治思维。厚朴行气消胀，以畅中焦，琥珀活血利水以通肝络，一升一降，共奏气、血、水同治之功。在治疗肝病方面，杨老还创造性地将温病“火郁发之”理论融入肝病治疗，选用的升降散（僵蚕、蝉蜕、姜黄、大黄）为点睛之笔，僵蚕、蝉蜕轻清升散，宣透伏热于上焦；姜黄辛温行气，开郁结于中焦，大黄苦寒降泄，推陈出新于下焦。四药配伍，升清降浊，使深伏血分之湿热毒邪外达内泄，实现“火郁发之”的治疗目的。该治法既承《黄帝内经》“治病必求于本”之训，又融温病“透热转气”之法，通过补脾胃、化湿热、活肝络、调升降四步疗法，构建了慢性肝炎湿热瘀阻证的特色辨治体系，为中医治疗疑难肝病提供了宝贵的临床经验。

名家验方

1. 精萆补化汤（杨春波方）

组成：黄精 15g，萆薢 15g，白扁豆 12g，茯苓 10g，白鲜皮 10g，茵陈 10g，刺蒺藜 10g，赤芍 10g，厚朴 6g，琥珀 3g，升降散（分冲）9g。

加减：不知饥者，选加麦芽、谷芽、神曲、山楂、莱菔子、鸡内金等消食醒胃之品；黄疸或加深者，选用茵陈、白英、卷柏或虎杖、大黄等清热凉血之品；乙型肝炎者，酌加苦参片、叶下珠，重用升降散等清热解毒之品；絮浊长期不退者，加鹿角胶、炮山甲、卷柏等养肝散瘀之品。

功效：健脾清化、舒肝通络。

主治：黄疸型肝炎失治误治后，湿热毒邪深伏血分、肝络瘀阻之证。

按：杨老认为肝炎之“湿热”也是“脾胃湿热”的呈现。故“化湿热”必“理脾胃”。“脾”之治在“运”脾，运则健，要注意补而不壅、消而不戕。补脾喜用黄精，其性平味甘而不滞；清热药，化火当选苦寒以折火势，一般选辛寒、微寒，此乃选用萆薢、白鲜皮之故。舒肝采用蒺藜。肝炎之气滞必有络瘀，“肝藏血”也，倘无舒肝、理气，也需活络。

2. 藿朴夏苓汤加减

组成：藿香 5g，厚朴 10g，半夏 10g，豆蔻 6g，淡豆豉 10g，茯苓 15g，猪苓 15g，薏苡仁 15g，杏仁 6g，泽泻 10g，黄芩 10g，黄连 5g，砂仁 6g，白术 12g，首乌藤 10g，炙甘草 3g。

加减：陈国良教授根据经验对该方进行了加减。纳食明显减少、食后腹胀者，加焦三仙（焦山楂、焦麦芽、焦神曲）、白术、檀香；神疲乏力、四肢困倦者，加黄芪、山药、党参；胸胁胀闷者，加青皮、川楝子、柴胡、香附；

夜寐不安者，加合欢皮、酸枣仁、茯神；郁热较重，舌尖红，苔偏黄，质厚腻者，加焦栀子，重用黄连、黄芩。

功效：宣畅气机、清热祛湿。

主治：湿温之邪留于气分。

按：此方具有化湿健脾之功效，湿去则热亦清，气机亦得顺畅；脾运则气血充盛，肝木得以条达，从而达到标本兼治的效果。

随着医学的不断发展，人们对慢性乙型肝炎的认识理念也在逐渐改变，倾向于更加积极地接受治疗。陈老从脾论治慢性乙型肝炎的实效性得到了广泛认可，他强调肝病治疗应从脾入手，尤其擅长健脾运脾、化湿以畅气机，肝脾同调，事半功倍。此外，陈老在临证时还强调审查整体的重要性，固护中土，保护气血生化之源，多方兼顾。同时，他注重加强对患者饮食调护的指导及心理疏导，帮助患者树立信心，使患者坚持治疗以求取得更佳疗效。

特色疗法

1. 双柏散或双香散（经验方）敷贴

组成：双柏散，大黄 50g，黄柏 30g，泽兰 30g，薄荷 30g，侧柏叶 60g；双香散，吴茱萸 10g，川芎 30g，小茴香 30g，九里香 30g。

用法：中药粉剂用水和蜜搅拌成膏，外敷于中肝区或上腹部，每日 1 次，1 次贴 8 小时后取下，3 天为 1 疗程。

证型选择：双柏散以实证、热证为主，双香散以虚证、寒证为主。

功能：通经活络、清热解毒、活血化瘀、消肿止痛、行气消痞、扶正强身。适用于消化系统疾病引起的腹胀、腹泻、便秘等不适。

2. 中药药浴

（1）用法

1）实证：适用于湿热蕴结之证和黄疸明显者。将冬瓜仁 30g，茯苓 100g，泽兰 20g，田基黄 50g 煎汤取汁 2 000ml 放入浴缸内，加入热水，调至 37~40℃后进行洗浴。

2）虚证：适用于脾胃亏虚证，症见纳差、大便溏、舌质淡、脉沉弱。将五指毛桃100g，白术30g，茯苓100g，赤小豆50g煎汤取汁2 000ml放入浴缸内，加入热水，调至37~40℃后进行洗浴。

（2）注意事项：吐血、黑便、紫斑、神昏、发热、脐疝等患者禁用。

五、预防调摄

1. **患者随访及疾病管理**　结合宣传资料向患者讲解乙型肝炎的相关知识，包括发病原因、临床方案、预后等，让患者对疾病有所了解。讲解抗病毒治疗的长期性、常见药物特点以及可能出现的不良反应，强调遵医嘱治疗的重要性，告知患者乙型肝炎治疗没有“特效药”，抗病毒治疗是关键。嘱患者定期复查肝功能和乙型肝炎病毒定量（HBV-DNA）水平。

（1）心理方面：乙型肝炎是一种传染性疾病，患者多合并有不同程度的焦虑、抑郁。应加强对患者的心理疏导，倾听患者的感受，提供心理支持。讲解不良情绪对病情的影响，传授心理调节的方法（如转移注意力、从忧郁中解脱等方法），嘱患者切忌动怒，保持平和的心态。告知患者乙型肝炎不是绝症，由肝炎转化为肝硬化的过程较为漫长，只要坚持治疗和保持健康的生活方式，能够治愈、延缓病情，坚定其治疗信心。

（2）饮食干预：纠正患者的不良饮食行为，指导患者戒烟戒酒，禁食辛辣、油炸等食物，讲解乙型肝炎患者的饮食原则，指导患者多进食清淡、易消化、高蛋白低脂、富含维生素的食物。少食多餐，主要进食细软少渣类食物。

（3）合理运动：告知患者适当、合理活动的重要性，根据患者的性格特点和爱好，于肝功能改善、自觉症状消失后，可进行散步、健身气功、太极拳等健身，避免急走、快跑。日常生活中注意劳逸结合，避免过度的脑力劳动和繁重的体力劳动，可午休1小时，晚上10点前就寝，避免熬夜。

（4）消毒隔离：指导患者做好传染的预防工作，讲解常见的传播途径，实施适当的家庭隔离，嘱患者的生活用具与他人分开，注意起居及个人卫生；嘱患者在经期出血、外伤出血时要妥善处置。

2. **注意饮食调养**　根据患者不同的体质和病因，提供以下几种食疗方法，仅供参考。

（1）湿热蕴结型：饮食以素食为宜。热盛津伤者，多食蔬菜、水果，忌辛辣、油腻食物，湿盛者则少食生冷食物。

（2）肝郁脾虚型：宜食疏肝健脾类食品，如山楂、山药、白扁豆、黑鱼、黑豆、莲藕等。脾虚湿盛者宜食健脾利湿类食品，如红枣、山药、莲子、薏苡仁、红薯、鲤鱼、鲫鱼、赤小豆等。

（3）肝肾阴虚型：饮食宜富于营养，多食猪肝、蛋类、甲鱼、银耳、蜂乳，多吃新鲜的水果和蔬菜，如西瓜、梨、青菜、藕、百合等。可选食枸杞粥、猪肝粥、芹菜粥等滋补肝肾。

（4）脾肾阳虚型：选用健脾益肾之物，如鸡蛋、山药、莲子、薏米、花生、韭菜、胡桃、山药、羊肉、牛肉、鸡肉等食物，少食豆类、红薯等产气食品，忌食生冷瓜果、凉拌菜，可以适当用姜、葱作调料。

（5）多种证型：蟛蜞粥（何炎燊教授食疗方）。蟛蜞 10~15 个，萱草根 2~4 个，鲜冬瓜连皮、子 500g（如非冬瓜季节，可改用鲜白茅根 300g），白米适量，加水熬成粥，放食盐或白糖调味，食粥及蟛蜞。

功效：清热、祛湿、退黄。

主治：诸般黄疸。

此方来自广东省东莞市的民间，习用已久，屡验多人。蟛蜞性寒无毒，近代诸家本草虽有记载而不详。东莞人取蟛蜞研烂，加米及食盐等物制成酱料，名曰“蟛蜞咸扒”，水乡一带农民常月之佐膳。产妇恶露不绝，下腹疼痛，食之有效，可知此物能通血脉，解郁结。萱草根甘淡微寒，清热凉血，祛湿利水除疸。冬瓜之肉能清湿热，子能去陈腐，皮能利小便，三药合用，则从血分到气分一起廓清，湿热无藏匿之处矣。妙在诸药性质和平，气味清淡，用作食疗，患者乐于服食，尤以小儿为然，允宜推广。

3. **家庭自我中医保健** 慢性乙型病毒性肝炎患者常伴有胁痛、腹胀、乏力、纳差、睡眠差等症状，对患者辨证施护，配合中药穴位贴敷、耳穴压豆等中医特色疗法缓解症状。

第六章　便秘

一、概　　述

便秘，是指排便次数减少（一般每周排便少于 3 次），同时伴有排便困难、粪便干结或虽有便意但排出不畅等表现的症状。中医对便秘的记载历史悠久，最早可追溯至《黄帝内经》（称之为“后不利”）。多由饮食不节、情志失调、年老体虚、病后产后或药物因素使大肠传导功能失常，糟粕内停，从而引发便秘。导致便秘的病因复杂多样，涵盖了生活习惯、身体机能变化等多个方面。

二、病因病机

《素问》载“大肠者，传道之官，变化出焉”，大肠主司糟粕的形成、传送以及排泄。大肠属六腑，六腑“以通为用”“传化物而不藏，实而不能满”，故大肠传导失司是便秘基本病机。《景岳全书》有云“魄门亦为五脏使，水谷不得久藏”，表明五脏六腑协同辅助大肠，肛门受五脏支配，肺、脾、肝、肾等脏腑功能与便秘相关，因而有五脏六腑皆令人秘之说。董明国教授多年临证发现，岭南居民便秘与地域、生活习惯、脏腑功能状态密切相关，临床诊治需重视岭南元素，辨证施治。岭南气候长期高温炎热、湿气重。肺与大肠相表里，肺受热邪致宣降失常，进而使大肠传导失司；脾受湿困，运化无力；肝被湿热熏蒸，疏泄不畅；肾遭湿热耗伤，阴阳失调。这些脏腑功能异常在岭南地区更为突出，更易引发便秘。此外，外感寒热、内伤饮食情志、脏腑失调、年老体虚或气血津液不足等，均可导致肠道（大肠）传导失司，引发便秘。

其病因病机归纳起来，大致可分为以下几个方面。

1. **肠胃实热**　素体阳盛；或热病之后，余热留恋；或肺热肺燥，下移大肠；或过食醇酒厚味；或过食辛辣；或过服热药：以上情况均可致肠胃积热，耗伤津液，使肠道干涩失润，粪质干燥，难于排出，形成所谓“热秘”。如《景岳全书·秘结》之言:"阳结证,必因邪火有余,以致津液干燥。"董明国教授指出治疗热秘不能仅仅着眼于通便,更要注重清除体内积热,恢复脏腑的正常功能。

对于因肠胃积热而引发的热秘,在运用清热泻下药物以直折肠胃之热邪、通导大便的同时,必须充分考量患者的个体差异,兼顾调理脾胃,防止药物之苦寒损伤脾胃正气。

2. **肝郁气滞** 忧愁思虑,脾伤气结;或抑郁恼怒,肝郁气滞;或久坐少动,气机不利,均可导致腑气郁滞,通降失常,传导失职,糟粕内停,不得下行,或欲便不出,或出而不畅,或大便干结而成气秘。如《金匮翼》之言:"气秘者,气内滞而物不行也。"

3. **阴寒积滞** 恣食生冷,凝滞胃肠;或外感寒邪,直中肠胃;或过服寒凉,阴寒内结,均可导致阴寒内盛,凝滞胃肠,传导失常,糟粕不行,而成冷秘。如《金匮翼》之言:"冷秘者,寒冷之气,横于肠胃,凝阴固结,阳气不行,津液不通。"

4. **气虚阳衰** 饮食劳倦,脾胃受损;或素体虚弱,阳气不足;或年老体弱,气虚阳衰;或久病产后,正气未复;或过食生冷,苦寒攻伐,伤阳耗气,均可导致气虚阳衰。气虚则大肠传导无力,阳虚则肠道失于温煦,阴寒内结,便下无力,使排便时间延长,形成便秘。如《景岳全书》之言:"凡下焦阳虚,则阳气不行,阳气不行则不能传送,而阴凝于下,此阳虚而阴结也。"

5. **阴亏血少** 素体阴虚津亏血少;或病后产后,阴血虚少;或失血夺汗,伤津亡血;或年老体弱,阴血亏虚;或过食辛香燥热,损耗阴血,均可导致阴亏血少,血虚则大肠不荣,阴亏则大肠干涩,肠道失润,大便干结,便下困难,而成便秘。在治疗阴亏血少引起的便秘方面,黄绍刚教授基于周福生教授"三脏一体"及"心胃相关"理论的启迪,结合肝脾辨证体系,开创性地将"血三脏"理论运用于胃肠疾病的临床论治,在治疗阴亏血少型便秘时,从整体出发,通过调理心、肝、脾三脏的功能,使气血运行通畅,肠道得到充分濡养,气机调畅,从而有效缓解便秘症状,为阴亏血少型便秘的治疗提供了新的思路和方法。

三、辨证治疗

1. 肠胃实热证

【**症状**】大便干结如栗,便时肛门疼痛,小便短赤,腹部胀满或痛,口干口臭，心烦不寐，舌红苔黄燥，脉滑数。

【治法】通腑泄热行气。

【方药】承气汤类方。

大承气汤：大黄 10g，枳实 15g，玄明粉 10g，厚朴 15g。

小承气汤：大黄 10g，枳实 15g，厚朴 15g。

调胃承气汤：大黄 10g，玄明粉 10g，甘草 10g。

【加减】津液已伤者，加生地黄、玄参、麦冬；肺热气逆，咳喘便秘者，加瓜蒌仁、苏子、黄芩；兼郁怒伤肝，易怒目赤者，加服更衣丸；燥热不甚或药后大便不爽者，用青麟丸；兼痔疮、便血者，加槐花、地榆。

2. **肝郁气滞证**

【症状】腑气郁滞，通降失常，传导失职，糟粕内停，不得下行，或欲便不出，或出而不畅，或大便干结而成气秘。

【治法】疏肝解郁。

【方药】四逆散或小柴胡汤加减。

四逆散：柴胡 10g，枳壳 / 枳实 10~15g，白芍 / 赤芍 15~30g，甘草 5g。

小柴胡汤加减：柴胡 10~12g，黄芩 6~9g，党参 10~15g，炙甘草 5~9g，半夏 10g。

【加减】腹部胀痛甚者，加厚朴、莱菔子；便秘腹痛，舌红苔黄，气郁化火者，加黄芩、栀子、龙胆；气逆呕吐者，加半夏、陈皮、代赭石；七情郁结，忧郁寡言者，加白芍、合欢皮；跌打损伤，腹部术后，便秘不通，属气滞血瘀证者，加红花、赤芍、桃仁等药。

3. **气虚证**

【症状】大肠传导无力，肠道失于温煦，便下无力，使排便时间延长。

【治法】补气健脾。

【方药】枳术丸加减。

枳实 20g，生白术 40g。

【加减】乏力出汗者，加黄芪、党参；排便困难，腹部坠胀者，合用补中益气汤；气息低微，懒言少动者，加用生脉散；肢倦腰酸者，合用大补元煎；脘腹痞满，舌苔白腻者，加白扁豆、生薏苡仁；脘胀纳少者，加莱菔子、炒麦芽、砂仁。

4. **阴虚证**

【**症状**】素体虚弱，阴阳气血亏虚，阳气虚则温煦传送无力，润泽荣养不足，大便不畅。

【**治法**】滋阴润肠。

【**方药**】增液汤或增液承气汤加减。

增液汤：玄参 15g，生地黄 30g，麦冬 15g。

增液承气汤：玄参 15g，生地黄 30g，麦冬 15g，大黄 10g，芒硝 5g。

【**加减**】手足心热，午后潮热者，加知母、胡黄连等；阴血已复而便仍干燥者，用五仁丸。

5. **阳虚证**

【**症状**】温煦传送无力、大便不畅。

【**治法**】温阳通便。

【**方药**】济川煎加减。

当归 15g，牛膝 10g，肉苁蓉 15g，泽泻 10g，升麻 3g，枳壳 15g，附子（先煎）15g，肉桂（后下）5g。

【**加减**】寒凝气滞、腹痛较甚者，加木香；胃气不和，恶心呕吐者，加半夏。

四、医案解要

（一）何金木医案

骆某，女，3 岁，2012 年 6 月 23 日初诊。

【**病史**】近半年来，患儿出现便秘症状，每 2~3 天解大便 1 次，大便酸臭，质地坚硬，呈羊屎状。追溯患儿近 1 年易感冒，既往无其他特殊疾病史。此次因便秘前来就诊，西医诊断为便秘。

【**刻下症**】患儿 2~3 天解大便 1 次，大便酸臭，质硬，呈羊屎状；小便短赤；胃纳尚可，睡眠一般，时有烦躁不安；舌红，苔薄黄，脉数。

【**诊断**】

西医诊断：便秘。

中医诊断：便秘（肠腑燥热）。

【**治法**】泻热导滞，润肠通便。

【**方药**】增液汤加减。

生地黄 10g，玄参 10g，麦冬 10g，茯苓 10g，独脚金 10g，炙甘草 3g，枳壳 10g，麦芽 10g，大黄（后下）3g，火麻仁 15g，白芍 10g，石斛 10g。7 剂，水煎服，每天 1 剂。

【二诊】2012 年 7 月 10 日，患儿服药 7 剂后复诊。症状变化：便秘症状较前缓解，大便 1~2 天一行，呈粒状，质较前软。但 4 天前出现发热，现已退热。伴鼻塞流黄涕，口干，时有咳嗽，痰少，色黄质黏，纳眠一般。舌红，苔黄，脉细数。辨证：外感风热之邪，犯于上焦，肺失清肃。治法：辛凉宣肺、清热化痰，佐以润肠通便。处方：麻黄 2g，石膏（先煎）20g，杏仁 6g，防风 8g，麦冬 5g，赤芍 10g，百部 6g，北沙参 10g，瓜蒌仁 6g，蒲公英 12g，甘草 3g，葛根 10g，共 7 剂，水煎服，每天 1 剂。

【三诊】2012 年 7 月 18 日，患儿又服 7 剂后复诊。症状变化：便秘症状进一步缓解，大便 1~2 天一行，开始呈粒状后呈条状。现无恶寒发热，无鼻塞流黄涕，仍口干，偶有咳嗽，痰少，色黄质黏，纳眠一般。舌红，苔黄，脉细数。辨证：外邪基本清解，仍有肺热未清，肠道津伤未完全恢复。治法：清热化痰、润肠通便。处方：麦冬 5g，杏仁 6g，白芍 10g，百部 6g，北沙参 10g，玄参 10g，生地黄 10g，枇杷叶 8g，瓜蒌仁 6g，蒲公英 12g，甘草 3g，浙贝母 10g，7 剂，水煎服，每天 1 剂。

【四诊】2012 年 8 月 1 日，患儿又服 7 剂后复诊。症状变化：患儿大便每天 1 次，病情基本痊愈。治法：以三诊方加减善后。

【按】何教授在临床实践中，针对小儿热病便秘形成了一套独特且行之有效的诊疗思路。各种热病，尤其是外感温热病，常遵循“温邪上受，首先犯肺”的规律。由于肺与大肠相表里，故而会影响大肠，致使大肠郁热而津枯，进而引发便秘。小儿为纯阳之体，具有稚阴稚阳的生理特点，发病迅速，传变较快，病情易虚易实，但也易于康复。增液汤是温病学中治疗热病损耗津液所致便秘的名方，适用于“液干多而热结少”的证候。方中玄参能增液润燥，麦冬可养胃生津，生地黄能凉血清热而生津液，共同起到润肠通便的作用。在此基础上，加入枳壳、大黄增强行气通下之效，火麻仁润肠通便，茯苓健脾，麦芽、独脚金清热消积，白芍平肝敛阴，石斛养阴生津，甘草调和诸药，做到通下而不伤正，使热邪得去，津液得以保存。何教授认为，当患儿出现肺热症状时，应先清解肺热，而后润肠通便，后期宜采用宣肺开窍并兼以轻泻实积之法，犹如提壶揭盖,使肺气通降,肠道通畅,大便自通。

(二)何金木医案

张某,女,37 岁,2014 年 5 月 14 日初诊。

【病史】患者自两年前开始出现大便干结难解的症状,有肛门堵塞感,且逐渐加重。2013 年曾行电子结肠镜检查,结果显示全大肠黏膜未见明显器质性病变。也尝试过一些方法缓解便秘,但效果不佳。西医诊断为便秘型肠易激综合征。

【刻下症】目前患者 2~3 天排便一次,量少,便质稍软;伴有头痛,轻度腹胀,且每因遇事不顺、心情烦躁时症状加重。胸腹部体格检查未见明显异常。舌淡红,边有齿印,苔白厚腻;脉弦细。

【诊断】

西医诊断:便秘型肠易激综合征。

中医诊断:便秘(肝郁脾虚气滞证)。

【治法】疏肝解郁,行气健脾。

【方药】四逆散加减。

柴胡 15g,枳实 15g,白术 15g,炙甘草 5g,茯苓 25g,槟榔 10g,茵陈 15g,沙棘 30g,厚朴 10g,川芎 10g,乌药 15g。7 剂,水煎服,温服,每天 1 剂。联合生物反馈治疗和针刺治疗。

【二诊】2014 年 5 月 21 日,患者服药 7 剂后复诊。症状变化:头痛、腹胀症状有所减轻,大便仍 2~3 天一行,但排便较之前轻松一些。舌淡红,边有齿印,苔白腻稍减,脉弦细。辨证:肝气稍有疏解,脾气渐复,但仍未达到平衡,肠道气机有待进一步调理。治法:继续疏肝解郁,行气健脾。处方调整:柴胡 15g,枳实 12g,白术 18g,炙甘草 5g,茯苓 25g,槟榔 10g,茵陈 12g,沙棘 30g,厚朴 10g,川芎 10g,乌药 12g,木香 10g。14 剂,水煎服,温服,每天 1 剂。

【三诊】2014 年 6 月 4 日,患者又服 14 剂后复诊。症状变化:排便逐渐通畅,大便成形,1~2 天一行,头痛、腹胀症状基本消失,情绪状态良好。舌淡红,边有齿印,苔薄白,脉弦缓。辨证:肝郁得舒,脾虚得补,肠道气机通畅,病情基本痊愈。治法:巩固疗效,调理肝脾。处方调整:柴胡 12g,枳实 10g,白术 15g,炙甘草 5g,茯苓 20g,槟榔 10g,茵陈 10g,沙棘 20g,厚朴 10g,川芎 10g,乌药 10g。7 剂,水煎服,温服,每天 1 剂。并嘱平素可间服逍遥丸调理。

【按】肠易激综合征是临床常见的功能性肠道疾病，根据主要临床表现分为便秘型、腹泻型及便秘与腹泻交替型三种。本案患者属于便秘型肠易激综合征，对应中医的“便秘”范畴。患者因情志失和，肝气郁结，失于条达，导致大肠传导失司而便秘。同时肝胃不和，气机升降失调，阻滞中焦致腹胀，上逆犯窍则头痛。舌淡红、边有齿印、苔白厚腻、脉弦细均为脾虚肝郁气滞之象。何教授以四逆散为基础方加减治疗。方中柴胡疏肝解郁，为君药；乌药疏肝解郁、行肠中气滞，为臣药；枳实、厚朴、槟榔、川芎使气血同调，调畅气机，恢复脾胃升降功能，消除腹胀；白术、沙棘健脾通便，茵陈清热利湿；甘草调和诸药。沙棘性温、味酸涩，具有活血散瘀、化痰宽胸、生津止渴等功效。现代药理学研究表明，其果实富含多种活性物质和氨基酸，果油可软化大便，多种活性物质能保护和修复胃肠道黏膜、调节肠道有益菌群。何教授常将白术与沙棘相须为用治疗脾虚便秘，临床效果显著。在临床中，盆底肌痉挛综合征型便秘作为功能性便秘的特殊类型，治疗颇具难度。何教授认为其发病与人体经络、气血及脏腑功能紧密相连。此病症的发病机制为气机不畅、经络阻滞，患者排便时肛门肌肉异常收缩致肛直角难开、大便排出困难，是“气滞”之象。排便费力、肛门无力、排便不尽不畅等症状，多与脾肾两虚有关，肾主二便，脾主运化，脾肾虚弱则肠道失司。患者常伴焦虑、抑郁等不良情绪，中医“形神合一”理论认为，情志与气机相互影响，不良情绪源于脏腑失调，又会加重脾胃运化及大肠传导功能的异常，形成恶性循环，严重影响生活质量与身心健康。针对这类患者，针刺联合生物反馈治疗可提高临床疗效。针刺选取天枢、上巨虚、大肠俞等穴位，依据辨证还可加用其他穴位，如脾气虚加脾俞、足三里，肾阳虚加肾俞、关元等，以调节经络气血、扶正祛邪、调整脏腑。生物反馈能助患者感知和控制盆底肌肉，二者相辅相成，体现了中医整体观念和辨证论治在现代临床中的应用优势。

（三）黄绍刚医案

叶某，女，62岁，2023年2月6日初诊。

【病史】患者年过六旬，主症为便秘。其大便虽每日1次且成形，但排便过程不畅，同时伴有腹部胀痛的症状（餐后症状加重）。此外，患者还存在食欲缺乏的情况。无腹痛、腹泻症状，也无反酸、烧心以及口干口苦等表现。在睡眠方面，患者存在睡眠障碍，表现为难以入睡，且睡眠过程中多梦易醒。

【刻下症】患者大便不畅，每日1次且大便成形，伴有腹部胀痛（餐后症状加重），食欲缺乏，难以入睡、多梦易醒。舌红，苔薄黄，脉细。

【诊断】

西医诊断：便秘、睡眠障碍。

中医诊断：便秘（脾胃气虚）。

【治法】益气健脾，润肠通便。

【方药】益气通便方（黄绍刚教授验方）。

黄芪30g，白术60g，麸炒枳实15g，火麻仁30g，柏子仁20g，熟地黄20g，肉苁蓉20g，厚朴15g。7剂，水煎服，每日1剂。

【二诊】患者诉服用首诊药物后，腹部胀痛有所缓解，大便的通畅程度稍有提升，然而排便时仍感乏力，每日排便1~2次，大便基本成形。食欲较之前略有改善，睡眠依旧不理想，多梦易醒的情况未得到明显改善。舌淡红，苔薄白，脉细弱。在原方基础上，鉴于患者仍存在睡眠问题，加入酸枣仁以增强安神助眠之效；鉴于患者气虚症状改善不显著，加党参进一步加强补气之力，其余药物剂量不变。嘱咐患者继续按时服药，保持清淡饮食，并适当增加运动量。

【三诊】患者自述腹部胀痛感已基本消失，大便通畅，每日1~2次，且排便时较为有力，大便成形。食欲明显好转，睡眠质量大幅提高，已能正常入睡，夜间多梦的情况明显减少。舌淡红，苔薄，脉细缓。再次调整药方：黄芪25g，白术25g，麸炒枳实12g，火麻仁25g，柏子仁15g，熟地黄15g，肉苁蓉15g，厚朴12g，酸枣仁15g，新增茯苓15g以健脾安神，巩固治疗效果。告知患者可继续服用药物一段时间以巩固疗效，同时提醒其保持良好的生活习惯，规律饮食，适度运动。

【按】本案患者为老年人。随着年龄增长，其肾气逐渐衰弱，脾胃之气亦日趋亏虚，由此引发了便秘与睡眠障碍等症状。黄教授依据《黄帝内经》中“胃不和则卧不安”的论述，深刻揭示了病症的内在联系。患者脾胃气虚，运化水谷的能力显著减弱，食物难以正常消化吸收，停滞于胃脘之中，不仅导致消化不良、食欲缺乏等消化系统症状，还会引发睡眠问题。在治疗方案的制订上，黄教授以大量黄芪作为君药。黄芪性甘温，归脾、肺经，能够直补脾胃之气，增强脾胃的运化功能，进而提升肠道的推动之力，从根本上改善因气虚导致的便秘。在臣药的选用方面，黄教授精心挑选了柏子仁、火麻仁这两味果仁类药材。柏子仁质润多脂，火麻仁富含油脂，二者含油量高，能够发挥良好的润燥滑肠之效，辅助君药增强润肠通便的作用，协同改善患者的便秘症状。黄教授在诊治该患者时，重用 60g 生白术。对于脾胃气虚型便秘的治疗，本方的精妙之处便在于大量生白术的运用。临床实践表明，在治疗脾胃气虚型便秘患者时，重用生白术常常能收获意想不到的良好疗效。其健脾益气之效显著，能够有效增强脾胃的运化功能，推动肠道的正常传导。古代医家认为白术性颇滋腻，易生胀满，但大剂量应用却能滋津液以润肠燥。当白术用量增大时，能起到类似“增液行舟”的作用，通过滋养肠道津液，使干结的大便得以濡润，从而易于排出。熟地黄、肉苁蓉则针对患者年过六旬先天之本虚衰的情况，益肾精以培补根本。佐药厚朴、枳实行气通腑，使补药得以更好地发挥作用，避免出现补而壅滞的弊端。整个用药过程紧扣病机，组方严谨，通补兼施，随症灵活加减药物，使患者的便秘与睡眠障碍等症状逐步得到改善，彰显了中医辨证论治在临床治疗中的显著优势与特色。

（四）董明国医案

李某，男，59 岁，2023 年 10 月 11 日初诊。

【病史】患者在两年前无明显诱因开始出现大便干结、排便困难的症状，起初是每 3~4 天排便一次，当时未引起重视。在近 2 年的时间里，症状逐渐加重，目前 4~5 天甚至 1 周才排便 1 次，且需要借助开塞露来辅助排便。患者曾自行服用过一些润肠通便的保健品，但效果并不理想。患者平素体质较弱，有畏寒怕冷的表现，手脚发凉，在冬季，这种症状更为明显。此外，患者既往有慢性前列腺炎病史 8 年，一直未进行规律治疗。无其他重大疾病史以及手术史。

【刻下症】患者大便干结，4~5 天，甚至 1 周才排便 1 次，需要使用开塞露辅助排便。伴有面色㿠白，畏寒怕冷，手脚发凉，腹中冷痛，得温则缓。同时神疲乏力，腰膝酸软，小便清长，夜尿频多，每晚要起夜 2~3 次。舌淡胖，舌边有齿痕，苔白润，脉沉弱。

【诊断】

西医诊断：功能性便秘。

中医诊断：便秘（肾阳虚）。

【治法】温补肾阳，润肠通便。

【方药】酒苁蓉 18g，火麻仁 12g，郁李仁 10g，制附子（先煎）9g，干姜 6g，肉桂（后下）6g，熟地黄 15g，山药 15g，山茱萸 10g，茯苓 15g，乌药 10g，枳壳 10g，炙甘草 6g。共 7 剂，以水煎服，每日 1 剂，分 2 次温服。

【二诊】患者服药 7 剂后复诊。症状变化：大便变为 2~3 日一行，便质仍偏干，但排出较之前容易；腹中冷痛症状有所减轻，手足仍然温度欠佳，神疲乏力的情况较初诊时有所改善。舌淡苔白，脉沉细。辨证：阳气渐复，但仍未充盛，肠道功能尚未完全恢复。治法：加强温阳之力，兼顾润肠通便。处方调整：酒苁蓉 20g，火麻仁 15g，郁李仁 12g，乌药 12g，沉香（后下）6g，玄参 15g，生地黄 15g，白术 20g，干姜 6g，紫苏叶 10g，仙鹤草 15g，大枣 5 枚，黄芪 15g。

【三诊】患者又服 14 剂后复诊。症状变化：大便基本每日一行，质地软且成形，手足转温，面色红润，神疲乏力的症状完全消失，腹中无任何不适感觉。舌淡红，苔薄白，脉和缓。辨证：阳气恢复，肠道功能正常。治法：巩固疗效，调理脾胃。处方调整：酒苁蓉 15g，火麻仁 10g，白术 15g，茯苓 12g，党参 12g，陈皮 10g，紫苏叶 8g，仙鹤草 12g，大枣 5 枚。

【按】本案中，患者年近六旬，肾阳不足，不能温煦脾土，导致脾失健运，肠道传导无力，从而出现大便干结、排便困难等症状。同时，患者有畏寒怕冷、手脚发凉、腹中冷痛、舌淡胖、边有齿痕、苔白润、脉沉弱等表现，均为肾阳亏虚之象。董教授在治疗上遵循温补肾阳、润肠通便的原则。《黄帝内经》描述肾脏“开窍于二阴”，肾与二便的排泄密切相关。本案患者肾阳不足，不能温煦肠道，导致肠道传导无力，大便干结难下，正如《景岳全书》所言“阳结者，邪有余，宜攻宜泻者也；阴结者，正不足，宜补宜滋者也。”患者素体阳虚，又有慢性前列腺炎病史，久病及肾，进一步损伤肾阳，故出现诸多虚寒之象。董教授在治疗便秘时，注重温中散寒、健脾益气。在初诊时，以温补肾阳、润肠通便为法，方中酒苁蓉、制附子、干姜、肉桂等温补肾阳；火麻仁、郁李仁润肠通便；熟地黄、山药、山茱萸等滋阴补肾，取“阴中求阳”之意；茯苓、乌药、枳壳等理气健脾，使补而不滞。董教授在临床中重视经方使用，张仲景在《伤寒论》中对于便秘的论治有诸多方法，如麻子仁丸主治胃肠燥热、脾约便秘证。而本案患者为肾阳虚便秘，与《伤寒论》中的寒秘有所不同，但均体现了中医辨证论治的精髓。二诊时，患者阳气渐复，但仍未充盛，肠道功能尚未完全恢复，故在原方基础上加强温阳之力，如增加酒苁蓉的用量，加沉香以温肾纳气，增强温阳通便之功；同时加入玄参、生地黄滋阴润肠，白术健脾益气，紫苏叶、仙鹤草、大枣、黄芪等调补气血，兼顾扶正。三诊时，患者阳气恢复，肠道功能正常，以巩固疗效、调理脾胃为主。此时减少了温阳药物的用量，加入党参、陈皮等健脾理气之品，使脾胃健运，气血生化有源，以维持肠道的正常功能。本案治疗过程中，始终紧扣肾阳虚这一关键病机，以温阳为主，润肠为辅，随证加减。此外，董教授还强调饮食调护和生活起居的重要性，嘱患者注意腹部及下肢保暖，避免食用生冷食物，可适当食用羊肉、桂圆等温热性食物，适当进行户外活动，以促进病情的康复。

名家验方

1. 增液承气汤加减

组成：生地黄 25g，玄参 15g，麦冬 15g，莱菔子 30g，沙棘 30g，太子参 15g，火麻仁 30g，大黄（后下）5g，枳实 15g，当归 30g，甘草 5g，石斛 15g，槟榔 10g。

加减：气虚明显者，加黄芪；阴虚较重者，加玉竹、百合；气滞腹胀者，加木香、厚朴；血虚明显者，加白芍、阿胶。

功效：养阴清热、润肠通便、益气健脾。

主治：气阴两虚、阴虚为主型便秘（症见大便干结如羊屎、排便困难、舌红少苔、脉细数）。

按：该加减方为何世东教授的经验方。何教授认为慢性功能性便秘是一种常见病、多发病，西医治疗多以泻剂、促动力剂对症治疗，患者能暂时缓解症状，但症状易反复，长远疗效不显著。本病在中医内属便秘范畴，以大便秘结，排便周期延长；或周期不长，但粪质干结，排便艰难；或粪质不硬，虽有便意，但便出不畅为主症。主要病因有热、实、冷、虚四个方面。病机为大肠传导功能失常，与脾、肺、肾关系密切。对于气阴两虚、阴虚为主的病机，以增液汤加减，杏仁润肠通便；沙棘及白术，乃经验用药，旨在健脾补脾、益气排便。药理研究证实，重用白术，能使胃肠分泌旺盛，蠕动增速，使干排便燥之大便变软变润，促大便排出，并不易引起腹泻。总而言之，本病治疗以养阴药、养血药为主，辅以润肠通便、行气健脾药，紧扣主证。因阳虚易补，阴虚难填，故治疗该类慢性病不可急功近利，用药时间稍长，但胜在疗效巩固。

2. 枳术丸加减

组成：白术 15g，枳实 10g，香附 10g，槟榔 10g，山楂 10g，鸡内金 10g，黄连 3g，使君子 10g，炙甘草 6g。

功效：调理肝脾、理气通便。

主治：便秘，属肝脾气滞者。症见大便秘结，脘腹胀满，食少纳呆，口干，舌淡红，苔薄微腻。

加减：若腹胀甚者，可加厚朴、木香以增强理气消胀之力；若食积较重，可加麦芽、神曲等以助消食。

按：王绵之教授治疗肝脾气滞型便秘的经验方以“疏肝健脾，通补兼施”为核心治则，组方精妙，体现其独特的学术思想：方中白术重用为君，取其健脾益气与推动肠腑的双向调节特性，针对脾虚失运之本；枳实破滞消痞、香附疏肝解郁、槟榔下气导滞，三药协同构建肝脾肠三脏气机斡旋体系，恢复“肝疏脾运”的生理功能；山楂消肉食积滞、鸡内金化谷面积滞，黄连清中焦郁热而不伤正，使君子驱虫消积以防虫积化热，炙甘草调和诸药护脾胃。全方攻补比例精准，理气而不耗气，清热而不伐胃，消积而不伤正，体现“六腑以通为用”的治疗理念。临床辨证以大便秘结、脘腹胀满、食少纳呆、舌红苔薄腻为特征，与纯实热或纯气虚便秘相鉴别。该方通过燮理肝脾、消积清热、顾护脾胃的动态平衡，实现“通补兼施、攻邪不伤正”的治疗目标，彰显王教授“治秘当求本，调气为先机”的学术智慧。

3. 和肝汤加减

组成：当归 10g，白芍 10g，白术 10g，柴胡 10g，茯苓 10g，薄荷 3g，生姜 3 片，炙甘草 10g，党参 12g，紫苏梗 10g，香附 10g，大枣 4 个，陈皮 6g，炒谷芽 15g，焦神曲 10g。

功效：调和肝脾、理气通便。

主治：气秘，属肝脾失调者。症见大便秘结，脘腹胀满，腹痛，纳呆，舌淡红，苔薄白，脉缓。

加减：腹痛明显者，加延胡索、川楝子；气滞较重者，加青皮、枳壳。

按：方和谦教授治疗肝脾失调型气秘的和肝汤加减以“疏肝解郁、健脾和中”为立法核心，其组方体现“调肝不忘扶脾，理气不伤阴血”的学术特色：方以逍遥散为基础，加党参增强补中益气之力，紫苏梗、香附理气宽中，炒谷芽、焦神曲消食导滞，薄荷轻扬疏肝，生姜、大枣调和营卫，陈皮理气和胃，炙甘草缓急止痛并调和诸药。全方通过柴胡与白芍的“疏柔相济”、白术与茯苓的“健渗结合”、紫苏梗与香附的“升降相因”，构建起肝脾同治的立体调节体系，既解肝郁之标，又扶脾虚之本。临床辨证以大便秘结、脘腹胀满、腹痛纳呆、舌淡红苔薄白为特征，与肝郁化火（舌红苔黄）或脾肾阳虚（舌淡苔白滑）便秘相鉴别。腹痛明显加延胡索、川楝子，可理气止痛，气滞较重加青皮、枳壳，可增强破滞之力，血虚明显加熟地黄、阿胶，可滋阴养血。方教授特别强调治气秘当以调为主，慎用破气耗阴之品，故方中不用木香、槟榔等燥烈之药，而以紫苏梗、香附等平和理气药为主，体现“疏肝而不伐肝，理气而不伤正”的配伍智慧。服药期间宜保持心情舒畅，配合腹部顺时针按摩以增强疗效，忌食辛辣油腻以免助热化燥。该方通过调和肝脾、理气通便的整体调节，实现“肝郁得疏、脾虚得健、腑气得通”的治疗目标，彰显方和谦教授“治秘从肝脾入手，注重气血调和”的临床经验。

特色疗法

1. **中药灌肠疗法** 中药灌肠疗法是将特定的中药方剂通过直肠给药的方式直接灌入肠道，相较于传统的口服给药途径，它能有效减少口服药物对胃肠道的刺激，尤其适用于那些无法口服或难以耐受中药汤剂的患者，且减少了药物经肝脏的首过效应，提高了药物利用度。针对老年功能性便秘，选取白术、枳实、厚朴、柴胡、生地黄、玄参、麦冬、党参、大黄、当归、槟榔、甘草水煎后灌肠，配以支沟、天枢、归来、水道、丰隆等穴位进行按摩，根据病因病机辨证取穴，内外兼治，有效改善便秘症状。

2. **生物反馈治疗** 生物反馈疗法是一种以操作性条件反射为基础，通过视觉或听觉反馈改变行为，正确协调腹部和盆底肌肉收缩和放松的行为疗法。使用生物刺激反馈仪进行治疗，嘱患者取半卧位，将一端电极片置于患者肛门内，另一端电极片贴于腹部，电刺激以患者自觉肛门轻微胀麻为宜，治疗时间为 30min/ 次。一日一次，每周连续治疗 5 天，共治疗 4 周。

五、预防调摄

要对每位患者进行健康生活方式的教育，具体如下。

1. **情志调摄** 便秘患者病程长，易反复，患者易出现情绪低落、急躁、抑郁等情绪，而情绪的异常又会加重病情。应对每一个患者都进行心理干预，做好精神护理，同时做到“三心”（对患者细心、耐心、真心），帮助患者树立战胜疾病的信心，积极配合治疗。

2. **饮食护理** 详见第二章。

3. **辨证施膳** 对每个患者进行体质的辨证，根据体质的不同搭配饮食。可指导不同体质的患者服用不同的粥，具体如下。

（1）肠胃实热证：薏米大米粥（做法见第二章）。

（2）肝郁气滞者：陈皮茯苓粥（做法见第二章）。

（3）气虚者：党参、山药、莲子、白扁豆、薏苡仁煲汤。茯苓大枣山药太子参粥：茯苓 20g，大枣 10g，山药 20g，太子参 10g，粳米 50g。大枣去核，与茯苓、山药、粳米同煮成粥。

（4）阴虚者：选服枸杞芝麻糊，所需材料为枸杞子 60g，黑芝麻 30g，红枣 15g，粳米 60g。将黑芝麻炒香，粳米炒黄，枸杞子煮后去籽，红枣煮后去皮及核。后两种晾干，与芝麻、粳米共研成细末，装瓶。每次取 20g，加热水冲成糊状食用。

（5）阳虚者：红枣生姜大米粥（做法见第二章）。

第七章　脾心痛

一、概　　述

脾心痛是指心前区或胃脘部隐痛、胀痛或刺痛的一种脾胃肠病，可能伴随食欲缺乏、腹胀、呕吐、乏力等表现。多种原因导致脏腑气机不利，经脉气血阻滞，脏腑经络失养，皆可引起脾心痛。目前，脾心痛对应的西医疾病为急性胰腺炎。虽然历代祖国医学典籍并未对急性胰腺炎进行明确记载，但根据其临床表现，可将其归为中医学的“腹痛”“胃心痛”“脾心痛”“胰瘅”等范畴。文献中的“脐腹痛”“小腹痛”“少腹痛”“环脐而痛”“绕脐痛”等，亦可认为属本病范畴。脾心痛为临床常见病，各地皆有，四季皆可发生。《黄帝内经》已提出寒邪、热邪客于肠胃可引起腹痛，如《素问》中提到的“寒气客于肠胃之间，膜原之下，血不得散，小络急引，故痛。……热气留于小肠，肠中痛，瘅热焦渴，则坚干不得出，故痛而闭不通矣。”并提出腹痛的发生与脾胃、大肠、小肠等脏腑有关。《金匮要略》对腹痛的病因病机和症状论述颇详，并提出了虚证和实证的辨证要点，如：“病者腹满，按之不痛为虚，痛者为实，可下之。舌黄未下者，下之黄自去。”现代医学中的急性胰腺炎是指由多种病因导致胰酶在胰腺内被激活后引起胰腺组织自身消化、水肿、出血甚至坏死的炎症反应，是常见的急腹症之一。患者可出现急性上腹痛、恶心呕吐、发热、腹胀、腰肌紧张、压痛、反跳痛等表现。

二、病因病机

中医学者们认为本病的发生主要与饮食有关。本病病位在脾胃，与肝、脾两脏关系密切。当前对脾心痛（急性胰腺炎）的中医病因病机的认识有不同的观点，但是主流观点认为本病系由胆石、饮食不节等因素导致脾运失司，饮食停滞，损伤脾胃，痰湿内蕴，郁久化热，渐生血瘀、浊毒，阻滞中焦，故发此病，其根本原因在于“腑气不通，不通则痛”。饮食不节、烈酒、辛辣之品等损伤脾胃，使脾胃运化失职，湿浊内生，阻滞气机；或郁久化热，热伤胃膜，胃失和降致痞满、胃痛、呕吐等症。气机不利，腑气不通，故见腹痛、便秘。现代医学认为急性胰腺炎病因众多，不同病因引起的急性胰腺炎的患者年龄、性别分布及疾病严重程度各不相同。在我国，胆石症仍是急性胰腺炎的主要病因，其次为高甘油三酯血症及过度饮酒。年轻男性患者群体更容易患急性高甘油三酯血症性胰腺炎及急性酒精性胰腺炎，老年患者以胆源性胰腺炎居多。其他较少见的疾病诱因包括药物、内镜逆行胰胆管造影术后、高钙血症、感染、遗传、自身免疫疾病和创伤等。何炎燊教授认为脾心痛的基本病机是腑气不通，故临床论治总以"通腑"为纲要。董明国教授认为，在腑气不通的基础上，脾心痛的病因还应该结合岭南地区湿热、痰湿的地域特点进行辨证论治，可分为：阳明腑实证、寒邪积滞证、肝胆湿热证和脾虚气滞证。周正教授认为胰腺的功能类似于六腑"传化物而不藏""以通为用"的生理特性。胰腺外分泌功能的正常运作，需分泌胰液过程的通畅，而脾心痛的发病导致胰液排泄不畅，胰管不通，不通则痛。因此，基于六腑的"以通为用，以降为顺"理论，周正教授提出以"通降法"治疗脾心痛，"通降"并不是单纯的通下、通泻之法，而要根据临床阴阳、寒热、虚实进行辨证，实热者泻热通腑，寒实者温阳通腑。结合何炎燊教授、董明国教授和周正教授多年治疗脾心痛的临床经验可知，在治疗脾心痛时，要分阶段，识虚实，辨轻重，知顺逆。

1. **分阶段** 按病程发展先后可划分为急性期、变证期、恢复期。

急性期：表现为胸腹痛剧烈，拒按，痛不可忍，伴有恶心呕吐，或可伴身黄目黄，大便不畅或干结等。

变证期：表现为脘腹疼痛，如锥如割，痛有定处，或有包块，或伴皮肤青紫有瘀斑，呕吐剧烈，发热难退，大便秘等，或腹痛剧烈，烦渴多汗，面色苍白，肢冷搐搦等。

恢复期：邪去正衰，若正气逐渐恢复，则可渐告痊愈，若邪恋正虚，则病情迁延或可复发。

2. **识虚实** 脾心痛在本为虚，在标为实。病之初，以标实为主，正虚为次；进一步发展则表现为邪盛正虚，晚期以正虚为主，但邪实仍留而不去。偏实者需辨气滞、湿热、实热、血瘀之主次；偏虚者应辨气血阴阳亏虚之不同。

3. **辨轻重** 中医治疗强调"知轻重"，即在诊断和治疗过程中，根据病情的轻重缓急，采取相应的措施。这一原则贯穿于辨证论治的各个环节。何炎燊教授认为知轻重主要体现在以下几方面。

（1）辨证知轻重：病情较轻，症状不明显，治疗用药轻灵，避免过度攻伐；病情较重，症状明显，治疗需针对病因，用药力度较大。

（2）用药知轻重：根据病情选择药性的轻重，根据病情和患者体质调整剂量。

（3）病位知轻重：病在表，病情较轻，治疗以解表为主，避免过度深入；病在里，病情较重，治疗需深入脏腑，针对病因。

（4）病程知轻重：新发病病情较轻，治疗以祛邪为主，兼顾正气；久病病情复杂，治疗需扶正祛邪，调理阴阳。

4. 知顺逆 辨清病情顺逆，以提高警惕，以防他变。

顺：腹痛逐渐减轻，发热渐退，无频繁剧烈呕吐或无呕吐，胃纳可，大便通畅。

逆：腹痛持续剧痛不止，高热难退，呕吐剧烈，大便秘结不通，或出现神志不清，面色苍白，肢冷搐搦，大汗淋漓。

总结何炎燊教授、董明国教授和周正教授治疗胰心痛的学术思想得出，腹痛是胰心痛的主要症状，腹痛能否缓解，首先与大便能否及时通畅有关。在治疗胰心痛的过程中，根据“六腑以通为用”，通腑法贯通全程：初期通腑泄热，釜底抽薪，重用大黄，大便通则病情迅速缓解，血淀粉酶数值明显下降；中期通腑并疏肝，从肝脾论治；后期健脾并通腑，降低疾病复发率。采用通降法治疗胰心痛，能迅速缓解症状，大幅缩短病程，降低重症胰心痛的发生率和总死亡率并减少患者的治疗费用。

三、辨证治疗

1. 阳明腑实证

【**症状**】上腹痛，腹胀，恶心呕吐，大便秘结，舌质红，苔黄腻，脉弦或滑。

【**治法**】通腑泄热。

【**方药**】单用大剂量大黄（或加玄明粉），或大承气类方加减。

大黄 100g，加开水 50~100ml，浸泡 20~30 分钟，取汁 50ml 口服，3 小时后再加开水 50~100ml 浸泡 20~30 分钟，取汁 50ml 口服。

如患者服药后大便 3~4 次，则症状明显减轻；如患者无大便，取大黄汁加玄明粉 10g 烊化口服，使患者出现腹泻以排除内毒素；如患者大便通畅，可续服用大承气汤：大黄 15g，枳实 15g，厚朴 15g，茵陈 30g，赤芍 20g，谷芽、麦芽各 30g。

2. 寒邪积滞证

【**症状**】上腹痛，腹胀，恶心呕吐，大便秘结，舌质淡，苔白腻，脉沉滑。

【治法】温阳通腑。

【方药】大黄附子汤加减。

药物和服法：大黄（后下）10g，制附子（先煎）15g，细辛3g，桂枝6g，厚朴10g，莱菔子15g，枳实10g，木香（后下）10g，白芍30g，炙甘草10g。

3. **肝胆湿热证**

【症状】上腹痛，胁肋不适，腹胀，恶心，舌质红苔黄，脉弦。

【治法】和解少阳，通腑行气。

【方药】加减大柴胡汤。

柴胡15g，大黄（后下）15g，半夏15g，黄芩15g，赤芍、白芍各20g，枳实15g，青皮10g，栀子15g，郁金12g，金钱草30g。

4. **脾虚气滞证**

【症状】食后腹胀，纳差，舌质烂，脉弦细。

【治法】健脾通腑。

【方药】四君子汤合小承气汤。

党参（或太子参）20g，茯苓15g，白术15g，甘草5g，大黄（水渍后下）15g，枳实15g，厚朴10g。

四、医案解要

（一）何炎燊医案

甘某，男，35岁，2013年2月7日初诊。

【病史】患者腹痛5天。患者5天前饮用白酒2两后腹痛，伴有恶心呕吐，口干，无恶寒发热，无心悸气促，舌淡红，苔黄，脉滑细。既往曾因急性胰腺炎在医院住院，好转后出院。

【刻下症】患者腹痛，以上腹部为主，伴有口干，暂无呕吐，无恶寒发热，无胸闷胸痛，大便未解，小便正常，舌淡红，苔黄，脉滑细。

【辅助检查】腹部CT提示：患者胰腺头体积稍大，伴胰周及右侧腹腔多发炎性渗出，考虑急性胰腺炎。

【诊断】

西医诊断：急性胰腺炎。

中医诊断：脾心痛（肝胆湿热）。

【治法】和解少阳,通腑行气为法。

【方药】加减大柴胡汤。

大黄 30g,枳实 15g,柴胡 15g,青皮 10g,赤芍 20g,黄芩 15g,金钱草 30g,栀子 15g。共 3 剂,每日一剂。

【二诊】患者腹痛感减轻,大便已解 3 次,无呕吐,无恶寒发热,无胸闷胸痛,舌淡红,苔薄黄腻,脉滑细,方已取效,继续予加减大柴胡汤和解少阳,通腑行气,鉴于患者大便已通,故减少方中大黄的使用量,具体用量如下:大黄 10g,枳实 15g,柴胡 15g,青皮 10g,赤芍 20g,黄芩 15g,金钱草 30g,栀子 15g。服药 3 剂,每日一剂。

【三诊】患者腹痛明显减少,大便通畅,可进食流食,无恶寒发热,无胸闷气促等,守二诊处方,服至出院。

【按】何炎燊教授认为脾心痛属于中医"脾心痛""腹痛""结胸""心痛""黄疸"等范畴。本案患者饮食不节,导致肝脾损伤。肝失疏泄,胆道不利,脾失健运,湿热内生。根据"六腑以通为用""通则不痛""痛随利减"的原则,治疗上必须尽早通其腑而破其滞,泻其浊以复升降之常。故予患者"加减大柴胡汤",能明显改善症状,缩短住院时间。

(二)董明国医案

李某,女,46 岁,2018 年 2 月 7 日初诊。

【病史】患者腹痛两天。患者两天前进食生冷后出现腹痛,伴有恶心呕吐,恶寒,精神疲倦,无心悸气促,平素手脚畏寒。舌淡红,苔白腻,脉沉。

【刻下症】患者腹痛,以上腹部为主,暂无呕吐、恶寒、发热、胸闷胸痛,大便未解,小便正常,舌淡红,苔白腻,脉沉。

【辅助检查】血淀粉酶 768U/L,腹部 CT 结果提示:患者胰体肿大,考虑急性胰腺炎。

【诊断】

西医诊断:急性胰腺炎。

中医诊断:脾心痛(寒邪积滞)。

【治法】温阳通腑。

【方药】大黄附子汤加减。

方药组成:大黄(后下)10g,制附子(先煎)15g,细辛 3g,桂枝 6g,厚朴 10g,莱菔子 15g,枳实 10g,木香(后下)10g,白芍 30g,炙甘草 10g。服药 3 剂,每日一剂。

名家验方

大黄附子泻心汤加减

组成：大黄（后下）10g，制附子（先煎）15g，细辛 3g，桂枝 6g，厚朴 10g，莱菔子 15g，枳实 10g，木香（后下）10g，白芍 30g，炙甘草 10g。

加减：寒邪较重者，加干姜、肉桂；热邪较重者，加黄芩、栀子；脾胃虚弱者，加党参、白术；湿邪较重者，加苍术、茯苓。

功效：温阳通腑。

主治：阴寒内盛、寒热错杂、心下痞满、腹痛便秘等症。

按：大黄附子泻心汤加减是周正教授根据何炎燊教授的学术思想总结经验所得，本方以辛温大热之附子为君药，主以温肾达寒，回阳止痛；臣以苦寒之大黄，以破积导滞通腑；佐以细辛宣泄郁滞，散寒开窍。方中大黄气味重浊，通腑下气，而附子为通行十二经纯阳之要药，其力能升能降，能内达能外散，温中散寒，周正教授在大黄附子汤基础上加之厚朴、莱菔子下气除满，枳实、木香行气导滞，大量白芍缓急止痛，桂枝温通经络，炙甘草调和诸药，全方以达到通腑降逆之意。现代研究表明，大黄附子汤可通过抑制胰酶活化、保护肠黏膜屏障、降低肠黏膜通透性而发挥对胰腺的直接保护作用，并且还可通过调节多种炎症介质及细胞因子的释放而减轻炎症级联反应，减少胰腺损伤。

【二诊】患者腹痛减轻，大便日解两次，无呕吐、恶寒发热、胸闷胸痛，舌淡红，苔薄白，脉滑沉，方已取效，继续予大黄附子汤加减。共 3 剂，每日一剂。

【三诊】患者腹痛消失，大便通畅，可进食流食，无恶寒发热、胸闷气促等表现，守二诊处方，大黄减半量，服至出院。

【按】董教授认为脾心痛论治以“通腑”为纲要。组方可选用大黄附子汤加减治之。大黄附子汤始载于张仲景之《金匮要略》：“胁下偏痛，发热，其脉紧弦，此寒也，以温药下之，宜大黄附子汤。”由大黄、附子、细辛 3 味中药配伍成方，系温阳通腑之经典代表方。本方以辛温大热之附子为君药，主以温肾达寒，回阳通络；臣以苦寒之大黄，以消食导滞通腑；佐以细辛，以宣泄郁滞，散寒开窍。方中大黄气味重浊，能通腑下行，走而不守；附子为通行十二经纯阳之要药，其力能升能降，能内达能外散，入里则达下元而温痼冷，外散则达皮毛而除表寒。

（三）周正医案

李某，女，57岁，2024年11月7日初诊。

【病史】患者腹痛3天。患者3天前进食后出现腹痛，以上腹部为主，伴有恶心腹胀，无恶寒发热、心悸气促，舌淡红，苔黄，脉滑细。

【刻下症】患者腹痛，以上腹部为主，腹胀，暂无呕吐，无恶寒发热，无胸闷胸痛，大便未解，小便正常，舌淡红，苔黄，脉滑细。

【辅助检查】血淀粉酶：607U/L，腹部CT结果提示患者可能有急性胰腺炎。上腹部MRI增强扫描结果提示：患者胰尾部渗出积液，考虑急性胰腺炎。

【诊断】

西医诊断：急性胰腺炎。

中医诊断：脾心痛（阳明腑实）。

【治法】通腑泄热。

【方药】大剂量大黄加玄明粉。

大黄100g，玄明粉20g。加开水100ml浸泡30分钟，取汁50ml口服，3小时后再加开水浸泡30分钟，取汁50ml口服。

【二诊】患者腹痛症状迅速减轻，大便已解5次，有少许腹胀感，无呕吐、恶寒发热、胸闷胸痛，舌淡红，苔薄白，脉沉，方已取效，予四君子汤和小承气汤加减健脾通腑，方药如下：党参20g，茯苓15g，白术15g，甘草5g，大黄15g，枳实15g，厚朴10g，苍术10g。

【三诊】患者腹痛明显减轻，大便通畅，胃纳一般，无恶寒发热、胸闷气促等表现，二诊方加上建曲、山楂以消食，方药如下：党参20g，茯苓15g，白术15g，甘草5g，大黄15g，枳实15g，厚朴10g，苍术10g，建曲10g，山楂10g。出院1周后随访，患者无不适，已痊愈。

【按】在结合何炎燊教授和董明国教授治疗脾心痛思想的基础上，周正教授认为胰腺炎为急危重症，以中西医结合治疗的效果最佳，在中医治疗方面重视辨证施治，强调尽早介入中药，根据“六腑以通为用”“通则不痛”“痛随利减”的原则，治疗上必须尽早通其腑而破其滞，泻其浊以复升降之常，及早应用行气通腑法，腑气得通则症状缓解，能有效预防肠道功能衰竭，即体现了“六腑以通为用”。大量病例观察证明：腹痛随大便通利而迅速减轻。因中药不仅能通腑祛邪，而且能活血祛瘀，改善循环，促进炎症吸收，松弛括约肌，消除胆胰管阻塞，减低管内压力，降低胃酸分泌，改善肠胃功能，增强免疫力，还能清除内毒素，保持内环境稳定；降低C反应蛋白、肿瘤坏死因子、白细胞介素-6等多种炎症因子的活性，从而减轻局部或全身的炎症；改善肠道血液循环，降低毛细血管的通透性；保护肠黏膜屏障，减少细菌移位。及早使用通腑法快速通便，使邪有出路，正气才易。故通腑泻下法是治疗脾心痛的基本治法。同时治病求本，不能一味攻下，还应当注意疾病的本质，如本案中，患者腑实已通，显露脾虚之本质，故当健脾通腑，《伤寒论》中提到的“少阴病六七日，腹胀不大便者，急下之，宜大承气汤”便是少阴三急下之一，病入少阴，往往病机复杂，病情较重，用药亦须谨慎，但此时“腑实”是主要矛盾，标实之象凸显，若不及时通腑祛实，恐造成危急变证，故大承气汤急则治标，截断病势，待标实缓解，再求本施治。

（四）周正医案

刘某，女，42岁，2024年11月7日初诊。

【病史】患者腹痛1天。患者1天前开始出现腹痛，以上腹部为主，伴有腹胀，无放射至后、恶心呕吐、恶寒发热、心悸气促，舌淡红，苔黄腻，脉弦。

【刻下症】患者腹痛，以上腹部为主，伴腹胀，暂无呕吐、恶寒发热、胸闷胸痛，大便不通，小便正常，舌淡红，苔黄，脉弦。

【辅助检查】血淀粉酶：2 110U/L，丙氨酸氨基转移酶：406U/L。腹部B超的检查结果提示患者存在胆囊结石。腹部CT结果提示患者可能有急性胰腺炎、胆囊结石。上腹部MRI增强扫描结果提示：①急性胰腺炎，腹水；②胆囊结石。

【诊断】

西医诊断：急性胰腺炎。

中医诊断：脾心痛（阳明腑实、肝胆湿热）。

【治法】通腑泄热。

【方药】大剂量大黄加玄明粉。

【二诊】患者腹痛症状迅速减轻，大便已解8次，腹胀少，无呕吐，无恶寒发热，无胸闷胸痛，舌淡红，苔黄稍腻，脉弦，复查血淀粉酶下降，方已取效，今继续予加减大柴胡汤，以和解少阳，通腑行气。方药如下：柴胡15g，大黄（水渍后下）15g，半夏15g，黄芩15g,赤芍、白芍各20g,枳实15g,泽泻10g,莱菔子15g,桃仁10g,金钱草30g。

【三诊】1周后,患者腹痛减少,无腹胀,大便尚通畅,胃纳一般,无恶寒发热,无胸闷气促等,复查血淀粉酶正常,效不更方,带药出院。出院1周后随访,患者无不适,已痊愈。

【按】脾心痛的病因包括:胆石症、胆固醇沉着病、胆泥、胆道术后、胆管肿瘤、胆道蛔虫、胆管炎、先天性胆总管囊肿等,其中胆石症是脾心痛最常见的病因。脾心痛确切的发病机制尚不清楚,多与胆道梗阻、胰液分泌不畅有关,目前多支持“胆胰共同管道学说”和“结石移动学说”,胆道疾病如炎症、结石及奥狄括约肌功能障碍等使壶腹部发生阻塞,胆管压力超过胰管内压,胆汁即通过共同通道逆流进入胰管,激活胰酶,引起急性胰腺炎。本案予患者大柴胡汤加减,大黄为君以通腑泄热,柴胡、黄芩、半夏、白芍泻少阳之火,莱菔子、桃仁通气下便,泽泻祛湿,临床疗效显著。

名家验方

加减大柴胡汤

组成:柴胡15g,大黄(水渍后下)15g,半夏15g,黄芩15g,赤芍20g,枳实15g,青皮10g,栀子15g,郁金12g,金钱草30g。

加减:大便秘结者,加芒硝;肝火犯胃呕恶者,加竹茹;气机不畅,胸脘痞痛者,加厚朴。

功效:和解少阳、通腑行气。

主治:阳明少阳合病。

按:何炎燊教授以《伤寒论》之大柴胡汤化裁,创“加减大柴胡汤”,由大黄、黄芩、柴胡、半夏、赤芍、枳实、青皮、郁金、栀子、金钱草等药组成。大黄为君药,以通腑泄热,柴胡、黄芩、半夏、赤芍泻少阳之火,去原方生姜、大枣之守,加栀子、金钱草以清化湿热,郁金、青皮以理气解郁。根据临床研究,加减大柴胡汤治疗急性胰腺炎可能从多靶点多环节发挥作用:其可抑制胰酶的活性和分泌;解除奥狄括约肌痉挛,降低胆道压力;保护胰腺细胞;促进肠蠕动,减少内毒素;保护肠黏膜屏障,增强肠黏膜修复的能力,降低胃肠黏膜的通透性,抑制肠道细菌易位;抑制肿瘤坏死因子-α、白细胞介素-6等多种炎症因子的活性和释放；对多种革兰氏阳性和革兰氏阴性细菌有抑制作用；改善微循环，清除氧自由基。

特色疗法

1. **中药灌肠治疗** 中药灌肠具有清除肠道毒素，减少肠道细菌移位，清除肠道炎症因子，预防肠道衰竭的作用。具有起效快、疗效好的特点。

常用的中药灌肠方：大黄10g，牡丹皮30g，赤芍30g，金银花30g，蒲公英30g，枳实15g，厚朴20g。

2. **电针足三里** 重症急性胰腺炎的患者常出现肠道胀气，甚至出现中毒性肠麻痹。此时，可给予患者双侧足三里电针强刺激治疗，每日2次。

五、预防调摄

膳食治疗目的是通过严格控制饮食，避免对胰腺的刺激，抑制胰腺的功能性活动，减少酶类分泌，以促进胰腺恢复，缓解疾病的症状。

1. 在急性发作期，为了抑制胰腺的分泌，减轻胰腺负担，应禁止一切饮食，患者所需的能量可依靠肠道外营养供给。

2. 急性发作后，进食以碳水化合物为主的流质饮食。因为碳水化合物对胰腺外分泌无刺激作用，并且，急性胰腺炎患者对碳水化合物类食品的消化吸收较好。

3. 蛋白质有利于胰腺损伤的修复，但摄入应适量。

4. 应限制一切含脂肪的食物，急性发作后可适量逐渐地增加一些低脂食物。病愈后仍须在相当时间内避免进食富含脂肪或有刺激性的食物，每日脂肪的摄入量应限制在30g左右。

5. 应供给足够的维生素，尤其保证摄入充足的维生素C，以利疾病的恢复。

6. 病情缓解后可采用低脂肪、高碳水化合物、适量蛋白质的清淡饮食，每日5~6餐。

7. 避免酒精性饮料及刺激性食物。

第八章　积聚

一、概　　述

积聚一词，最早见于《灵枢》，还有伏梁、息贲、肥气、奔豚等病名。积证主要是由情志失调、饮食伤脾、感受外邪、病后体虚，或黄疸、疟疾等经久不愈，肝脾受损，脏腑失和，以致气滞、血瘀、痰凝于腹内，日久结为积块而形成的。导致积聚的病因甚多，本章主要论述肝积，即代偿期肝硬化。一般属 Child-Pugh A 级。如按五期分类法评估肝硬化并发症的情况，肝积可属 1 期（无静脉曲张，无腹水）和 2 期（有静脉曲张，无出血及腹水）。

二、病因病机

《黄帝内经》中“人之善病肠中积聚者……则肠胃恶，恶则邪气留止，积聚乃伤”之描述指出了积聚的发生与体质、邪气留滞有关。《金匮要略》进一步阐述和分类，提出“积者，脏病也，终不移；聚者，腑病也，发作有时，展转痛移”，记载了用鳖甲煎丸治疗的方法。《博济方》对积聚更深入探讨，认为积聚是因“阴阳不和，脏腑虚弱，受于风邪，搏于脏腑之气所为也”，指出积聚日久发展成鼓胀。《医宗必读》中提到积聚的治疗法则：“病邪初起，正气尚强，邪气尚浅，则任受攻；中者受病渐久，邪气较深，正气较弱，任受且攻且补；末者病魔经久，邪气侵凌，正气消残，则任受补。”

何炎燊教授认为此病主要是由情志郁结、酒食不节、劳欲过度、感染病毒等因素导致肝脾受损，脏腑失和，以致气滞、血瘀、湿热于腹内，日久结为积块，而为积证。何老认为血瘀是积聚重要的病理产物，强调在辨证治疗的基础上注意酌情加活血化瘀药。情志郁结，肝失条达，脾失健运，气机不畅，血瘀内停，肝郁脾虚夹瘀；湿浊内停，郁而化火，酿生湿热，阻滞气机，血瘀内停，湿热瘀结；肝失疏泄，脾失健运日久，脾胃气虚，气虚推动无力，血行不畅，瘀血内停，气虚血瘀；络损成积，瘀久化热伤阴，导致肝肾阴虚血瘀。积聚若未能及时控制、逆转，进一步发展、恶化，可致肝、脾、肾等脏腑气血阴阳亏损，气血交阻、水气内停而发展为鼓胀。鼓胀后期，可出现出血、昏迷、虚脱等多种危重证候。病性属本虚标实，虚实夹杂，病情缠绵难愈。何老认为积聚 - 肝功能代偿期（早期肝硬化）是治疗的关键期，肝脏有强大的再生能力，若治疗有效，有可能完全恢复组织结构和功能，是中医发挥作用的优势阶段，并可避免疾病进一步恶化、发展成鼓胀，已病防变，体现治未病思想。董明国教授创造性地提出目前西医所谓之“肝病”实为“脾胃病”，宜从脾论治。

1. **肝郁脾虚夹瘀证**　董明国教授认为现代人生活节奏快，生活、工作各方面压力大，经常忧思恼怒，情志不遂，使肝气郁结。肝失疏泄则气机阻滞，气滞则易生血瘀，而岭南临海土薄，该地区的居民脾常不足，肝郁失疏，脾失健运，脾运化失调，聚湿生痰，与瘀血互结，形成肝积。情志不遂，气机郁滞，故见胁肋胀满、右上腹隐痛、情志抑郁、善太息；肝木横逆脾土，导致脾胃运化功能失常，出现食欲缺乏、腹胀便溏；脾主肌肉四肢，脾虚则气血生化不足，肢体失养，故神疲乏力；面色不华、舌质红或见瘀点、苔薄白、脉弦细或涩均为肝郁脾虚夹瘀之象。

2. **湿热瘀结证**　《景岳全书》有言：“凡饮食、血气、风寒之属，皆能致之，但曰积曰聚，当详辨也。”何炎燊教授认为患者若感染乙型肝炎病毒，加之饮食不节或饮酒过度，会损伤脾胃。脾胃运化失司，湿浊内停，郁而化火，酿生湿热，阻滞气机，血瘀内停，致湿热瘀结于肝胆脾胃；湿热瘀结，肝胆疏泄失常，故胁肋部胀痛；湿热中阻，则脘腹胀满，大便黏滞不爽；湿热熏蒸肝胆，胆汁外溢，发为黄疸，故身目发黄；口苦口黏、小便黄赤、舌红苔黄腻、脉弦滑数均为湿热瘀结之象。

3. **气虚血瘀证**　《医宗必读》的“积之成也，正气不足，而后邪气踞之”，阐述了人体正气不足是积聚发生的内在基础，当正气亏虚（如脾胃虚弱等）时，机体抵御外邪和调节气血、津液代谢的能力下降，邪气（如湿热、寒湿、痰浊、瘀血等）就容易侵犯人体，导致积聚，突出了正气亏虚在积聚病因病机中的关键地位。何炎燊教授认为岭南临海土薄，岭南人脾常不足。患者久受乙型肝炎病毒等邪毒侵袭，作用人体，留着不去，伤及于肝脾，肝气郁结，久郁则血运失调，而成血阻，气滞血阻，脉络不和，肝郁血瘀，更加重脾失健运之程度，脾运化失调尤为明显，聚湿生痰，与瘀血互结，形成积聚，故此证型临床多见。肝脉布于胁肋，气逆则每易犯胃，故脘胁之间痞胀不适，甚则恶心呕逆；脾失健运，运化无权，故食欲减退。气滞血阻日久，则出现胁下癥瘕、蜘蛛痣、肝掌；血气渐衰，血衰不华于色，则面色黝黑；脉多弦缓虚细，舌质暗红不华，有瘀斑，苔腻浊，皆为脾气不足、血瘀内阻的表现。

4. **肝肾阴虚血瘀证**　周正教授认为现代人生活节奏快，压力大，情志长期不畅，经常熬夜、饮酒或积聚日久，“久病伤肾”，耗伤肝肾之阴，导致肝肾阴虚；肝藏血，肾藏精，肝肾同源，肝阴不足，肝络失养，“久病入络”，血瘀内停，则胁肋隐痛；肾阴亏虚，腰府失养，故腰膝酸软，阴虚不能上滋头目，故头晕目眩；阴虚生内热，虚热内扰，故见五心烦虑，心神不宁，失眠多梦。舌红或见瘀斑、少苔、脉细数或涩为肝肾阴虚血瘀之象。滋养肝肾同时不忘化瘀软坚方能奏效。

5. **脾肾气虚水停证**　何炎燊教授认为以上诸证若未能及时控制、逆转，常致脾脏功能损伤，运化失职，遂致水湿内停，肾脏气化功能障碍，不能蒸化水液而加重水湿内停，从而形成鼓胀。肝气郁结，气滞血瘀，血脉瘀阻，故腹皮脉络怒张；脾胃不运，气机转枢不利，故气促、胸满。脉沉、细、涩，舌质晦，有瘀斑，苔腻浊为脾肾亏虚、肝郁血瘀、水湿内停的表现。

三、辨证治疗

1. 肝郁脾虚夹瘀证

【症状】精神抑郁，情绪不宁，胸部满闷，胁肋胀痛，短气疲乏，不耐烦劳，脘闷嗳气，不思饮食，大便不调，舌质红或见瘀点，苔薄白，脉弦细或涩。

【治法】健脾疏肝，解郁活血。

【方药】补脾疏肝汤（何炎燊经验方）（详见第五章）加味。

气滞甚者，加香附；胁痛甚者，加川楝子、延胡索。

2. 湿热瘀结证

【症状】胁肋部胀痛，脘腹胀满，口苦口黏，身目发黄，色泽鲜明，小便黄赤，大便黏滞不爽，舌红，苔黄腻，脉弦滑数。

【治法】清热解毒，化瘀退黄。

【方药】清热退黄汤（何炎燊经验方）（详见第五章）加味。

恶寒发热者，加柴胡、连翘；小便浊不畅或如牛尿者，加滑石、大黄；腹满痛便秘者，加枳实、厚朴、大黄；胁痛拘急者，加柴胡、白芍；脘闷呕逆者，加姜竹茹、半夏。

3. 气虚血瘀证

【症状】脘腹痞胀，时轻时重，胁下癥瘕刺痛拒按，头颈胸臂等处见红点赤缕。神疲倦怠，面色晦暗，纳呆食少，恶心呕逆，大便溏滞，体重减轻，脉多弦缓虚细，舌质暗红不华，有瘀斑，苔腻浊，脉弦缓虚细。

【治法】健脾养肝，解毒消癥。

【方药】二甲调肝汤（何炎燊经验方）。

详见本章的名家验方。

中成药可选：舒肝扶正片（院内制剂）。

舒肝扶正片是在何炎燊教授的二甲调肝汤的基础上研发而成，也是董明国主任“从脾胃来论治肝病”的具体体现。具有益气养阴，清肝和血之功，用于治疗慢性活动性肝炎、早期肝硬化、乙型肝炎病毒。

本品方由黄芪、太子参、白术、田基黄、丹参等药组成。能益气养阴，清肝和血。口服，成人每次 6 片，每日 3 次，饭后服用。

4. **肝肾阴虚血瘀证**

【症状】胁肋部隐隐作痛，腰膝酸软，头晕目眩，口干咽燥，五心烦热，失眠多梦，两颧潮红，盗汗，腹部胀满不舒，舌红或见瘀斑，少苔，脉细数或涩。

【治法】滋养肝肾，化瘀软坚。

【方药】一贯煎加减。

北沙参 15g，麦冬 15g，生地黄 20g，枸杞子 15g，当归 10g，川楝子 6g，墨旱莲 15g，女贞子 15g，麦芽 15g，丹参 15g，鳖甲（先煎）15~20g，郁金 15g。

5. **脾肾气虚水停证**

【症状】症如上述且更重。腹大胀满，水鼓如抱瓮，脐突，腹壁静脉怒张，头颈胸臂等处可见红痣赤缕或有紫斑。伴见神疲乏力，不思饮食，脉多沉、细、涩，舌质晦，有瘀斑，苔腻浊。

【治法】通阳活血，化气逐水。

【方药】消臌茵陈五苓散（何炎燊教授经验方）。

详见本章名家验方部分。

四、医案解要

（一）董明国医案

患者，男，45 岁，1998 年 8 月 9 日初诊。

【病史】患者反复右上腹不适伴乏力、纳差半年，加重 1 周，有 8 年乙型肝炎病史，未系统治疗。

【刻下症】患者右上腹隐痛，每因情绪波动或劳累后加重，神疲乏力，食欲缺乏，腹胀便溏，胁肋胀满，情志抑郁，善太息，面色萎黄，舌质淡，有瘀点，苔薄白，脉弦细。查体：肝脏轻度肿大，质地偏硬，脾脏肋下未触及。

【辅助检查】丙氨酸氨基转移酶（ALT）60U/L，天冬氨酸氨基转移酶（AST）50U/L，总胆红素（TBIL）20μmol/L，白蛋白（ALB）35g/L，HBV-DNA：1.8×10^4IU/ml。肝脏B超显示：肝脏形态欠规整，实质回声增粗、增强，脾稍大。

【诊断】

西医诊断：乙型肝炎。

中医诊断：肝积（肝郁脾虚血瘀证）。

【治法】疏肝健脾，理气活血。

【方药】逍遥散合四君子汤加减。

柴胡10g，白芍15g，当归10g，茯苓15g，白术10g，党参15g，薄荷（后下）6g，炙甘草6g，陈皮10g，丹参15g，郁金10g，炒薏苡仁30g。每日1剂，水煎分两次温服。

【二诊】2周后，患者右上腹隐痛减轻，腹胀、便溏有所缓解，食欲稍有增加，但仍感乏力，情绪不佳，舌质淡红有瘀点，苔薄白，脉弦细。效不更方，守上方继续服用2周。

【三诊】4周后，患者精神状态明显改善，面色改善，乏力感减轻，食欲基本恢复正常，腹胀感、便溏症状消失，胁肋胀满感明显缓解，舌质淡红有瘀点，苔薄白，脉弦细。复查肝功能，结果如下：ALT40U/L，AST38U/L，TBIL17μmol/L。调整方药：上方去薄荷，加黄芪15g以加强益气之功，继续服用4周巩固疗效。随访8周后，患者症状基本消失，复查肝脏B超，结果提示患者肝脏实质回声增粗情况较前改善，脾脏大小无明显变化。

【按】董明国教授认为患者情志不畅，肝失疏泄，故见胁肋胀满、右上腹隐痛、情志抑郁、善太息；肝木横逆脾土，使脾胃运化功能失常，导致食欲缺乏、腹胀便溏；脾主肌肉四肢，脾虚则气血生化不足，肢体失养，故神疲乏力。面色萎黄、舌质淡红有瘀点、苔薄白、脉弦细均为肝郁脾虚血瘀之象。柴胡疏肝解郁，为君药，使肝气得以条达。白芍养血柔肝，与柴胡配伍，补肝体助肝用，调畅气机。当归养血和血，与白芍相伍，加强养血柔肝之效。茯苓、白术、党参健脾益气，培补后天之本，助运化以资气血生化，为臣药。薄荷助柴胡疏肝散郁，且有辛散之性，调畅气机；炙甘草益气和中，调和诸药，为使药。董教授继承何炎燊教授的学术思想，认为血瘀是积聚重要的病理产物，强调在辨证治疗的基础上要注意酌情加活血化瘀药，此阶段为积聚早期阶段，宜选丹参、郁金、三七等化瘀药，化瘀不伤正还兼补虚。炒薏苡仁健脾渗湿，增强茯苓、白术健脾祛湿之力。以逍遥散合四君子汤加减治疗，紧扣病机，疏肝与健脾并重，兼顾化瘀。通过疏肝理气，恢复肝脏的正常疏泄功能，同时健脾益气，增强脾胃运化能力，使气血生化有源，从而改善患者的症状，调节机体功能，兼顾化瘀，达到治疗目的。在治疗过程中，根据患者症状变化及时调整方药，体现了中医辨证论治的灵活性和精准性。

（二）何炎燊医案

患者，男，35 岁，1992 年 3 月 4 日初诊。

【病史】患者反复上腹胀闷不适 1 年。携带乙型肝炎病毒多年，既往肝功能正常，近 1 年来常熬夜，饮酒，转氨酶轻度升高，予护肝药治疗好转，未予抗病毒治疗。现来诊。

【刻下症】患者脘腹痞胀，时轻时重，神疲倦怠，面黄褐无华，纳呆食少，大便溏滞，体重无明显变化，舌质暗红，苔白，脉弦细，舌下络脉迂曲。

【辅助检查】B 超见肝表面凹凸不平，波浪状，肝边缘变钝，肝实质回声不均、增强，门脉内径增宽，约 14mm，脾脏增大，厚约 45mm。上腹部增强 CT 提示肝硬化，脾大。肝脏瞬时弹性硬度值（E）15kPa。HBV-DNA：9.26×10^7IU/ml，γ-谷氨酰转移酶含量轻度升高（61.51IU/L），ALT 及 AST 正常。

【诊断】

西医诊断：乙型肝炎。

中医诊断：肝积（气虚血瘀证）。

【治法】健脾养肝，解毒消癥。

【方药】二甲调肝汤加减。

黄芪 25g，太子参 25g，白术 15g，女贞子 15g，墨旱莲 15g，糯稻根须 20g，白芍 15g，穿山甲 15g，鳖甲 25g，田基黄 15g，茵陈 20g，丹参 15g，三七 5g，桃仁 20g，莪术 10g。7 剂清水煎服，日 1 剂。

名家验方

二甲调肝汤(何炎燊经验方)

组成:黄芪25g,党参/太子参25g,白术15g,女贞子15g,墨旱莲15g,糯稻根须20g,白芍15g,穿山甲15g,鳖甲25g,田基黄30g,茵陈20g,丹参15g,三七5g,桃仁20g。

加减:穿山甲昂贵,常缺药,可以牡蛎、龟甲代;无黄疸者,去茵陈、田基黄;糯稻根须昂贵,常缺药,可改山药;有结节者,加莪术;内热盛、口苦、便秘者,加虎杖、郁金;湿盛、腹痛、大便溏者,加苍术、厚朴;肝区隐痛者,加柴胡、郁金;肝痛阵发,如刺如割者,加川楝子、延胡索;胃纳差者,加麦芽、鸡内金;阴虚火盛,口干舌燥,心烦寐差者,加北沙参、麦冬、玉竹;有轻度腹水者,加茯苓皮、大腹皮、车前子。

功效:补气健脾、养阴柔肝、清热除湿、活血化瘀、软坚消癥。

主治:慢性肝炎迁延不愈,早期肝硬化。

按:何老认为“用药如用兵”,张仲景治病,既有用“轻锐直捣”之法,如白虎、承气、四逆诸汤;也有用“四面合围”之法,如麻黄升麻汤、鳖甲煎丸之类。前者常用于病机不甚复杂,主要矛盾比较突出之病;后者常用于病机复杂,头绪纷繁之病。慢性肝炎、早期肝硬化多迁延日久,病机错综复杂,既有邪毒深入血络,久郁成症之实证,又兼见肝阴暗耗,脾气受损之虚证,故用药宜各方照顾。且久病虚羸,不耐峻猛之剂,过寒过温,偏攻偏补,皆足致变。何老多年临床经验认为积聚寒热虚实错杂,非一方一法所能竣事,根据“奇之不去则偶之”的原则,运用活血、消癥、清热养阴益气诸法复合而成二甲调肝汤。在《景岳全书》中提到的“四法:曰攻,曰消,曰散,曰补”的基础上,何老提出扶正祛邪,七补七消之法。七补:黄芪、党参、白术、糯稻根须补气健脾;女贞子、墨旱莲、白芍养阴柔肝。七消:田基黄、茵陈清除湿热;丹参、三七、桃仁活血化瘀;穿山甲、鳖甲软坚消癥。全方攻补兼施,七补七消相互配合,既补气血、养肝肾,又清湿热、化瘀血、消癥积,使正复邪去,对于早期肝硬化有较好的治疗作用。此方药味虽多,但对症切当,久服乃效。何老时时顾及岭南人禀赋土薄的特点,非审证确实，一般不妄投祛瘀常用之三棱、五灵脂、蒲黄、土鳖虫、水蛭等克伐之品，以免损耗胃气。喜用丹参、三七、鳖甲等较和平之品治之，以图久功。

【二诊】7天后，患者上腹胀闷不适改善，精神好转。纳食改善，大便溏滞改善，面黄褐无华，舌质暗红，苔白，脉弦细，舌下络脉迂曲。方已取效，嘱患者坚持服抗病毒药，并连续服中药，方守前。

【三诊】6个月后，患者体力逐渐增强，精神转佳，面色生华，无腹胀痛，纳眠可，大便软。门脉内径减少，脾脏大小有所回缩。HBV-DNA正常，肝功能正常。嘱患者坚持服抗病毒药，间歇服中药巩固疗效，以上方稍事加减服用。随诊4年后患者复查，上腹部增强CT结果提示患者肝脾未见异常，B超结果提示患者肝脾未见异常，门静脉不宽。肝脏瞬时弹性硬度值（E）7.1kPa（正常）。HBV-DNA正常，肝功能正常。后随访，病无反复。

【按】本案患者久受乙型肝炎邪毒侵袭，留着不去，伤及于肝脾，肝气郁结，久郁则血运失调，而成血阻，气滞血阻，脉络不和，肝郁血瘀，更加重脾失健运、脾运化失调之表现，聚湿生痰，与瘀血互结，形成积聚。肝脉布于胁肋，气逆则每易犯胃，故脘胁之间痞胀不适；脾失健运，运化无权，故食欲减退。气滞血阻日久，胁下癥瘕；血气渐衰，血衰不华于色，面黄褐无华；脘腹痞胀，时轻时重，神疲倦怠，面黄褐无华，纳呆食少，大便溏滞，舌质暗红，苔白，脉弦细，舌下络脉迂曲，皆脾气不足，血瘀内阻的表现。何老治疗慢性肝病的观点与西医治疗慢性肝炎、早期肝硬化的3个原则有异曲同工之妙：①西医认为要控制活动性炎症，控制病毒；中医则用清热祛湿之法以逐邪；②西医以保护正常肝细胞不受损害为主；中医益脾气、养肝阴起着保护肝细胞的作用；③西医着重抗纤维化，防止演变为肝硬化；中医以运用活血化瘀，软坚化结之法，以达到防止肝硬化的目的。取穿山甲、鳖甲有情之品，入肝络以缓消其症；桃仁、三七、丹参活血而不伤正之品，以通其瘀滞；茵陈、田基黄善清肝搜邪，且清而不克，此七者所以治其实也。益脾气选用太子参之甘平，以济黄芪之温；养肝阴选用女贞子、墨旱莲、白芍之中和，而避当归、地黄之柔；又用糯稻根须（稼穑养脾之品），甘淡平补虚兼清阴分虚热，此七者所以护其虚也。本方之特点是性质平和，利于久服。方中有草药田基黄，即地耳草，性味甘淡微苦微寒，有清热解毒、渗湿行水、消肿止痛作用，清而不克。全方攻补兼施，共奏健脾益气、化瘀软坚之效，疗效气虚血瘀型代偿期肝硬化和肝纤维化 - 积聚的效果甚佳；七补七消相互配合，既补气血、养肝肾，又清湿热、化瘀血、消癥积，使正复邪去，对于早期肝硬化有较好的治疗作用。但"冰冻三尺，非一日之寒"，此慢性病治疗需走"王"道，缓攻，非"霸"道，需假以时日，非一蹴而就，故需告知患者务必坚持不懈服药，4~5 年后方有望逆转。

（三）裘沛然医案

患者，男，42 岁，2012 年 6 月 4 日初诊。

【病史】患者自述 1 年前曾患急性黄疸型肝炎，服茵陈蒿汤好转，半年前再发，曾服多种中西药，被诊断为早期肝硬化。症见：近日来自觉双侧胁肋胀痛，失眠，多梦，咽干，鼻燥，时有鼻衄，头重脚轻，喜冷饮，手足心热，大便时干时溏，小便黄赤灼热，时有嗳气、矢气，故来就诊。

【刻下症】患者两肋胀痛小腹下坠，食欲缺乏，消瘦，全身乏力，爪甲青紫，腹部膨隆，有血痣，面色红暗而黄，口唇红干，舌尖红赤，无苔，脉沉弦有力。

【诊断】

西医诊断：急性黄疸性肝炎。

中医诊断：肝积（肝脉瘀阻证）。

【治法】行气活血，化瘀消积。

【方药】化肝煎。

桑椹 50g，生牡蛎（先煎）50g，鳖甲（先煎）50g，生地黄 40g，鸡内金 20g，党参、龟胶、穿山甲（先煎）、郁金、三棱、莪术各 15g，土鳖虫 10g，水蛭 5g。共 7 剂，清水煎服，日 1 剂。

【二诊】7 天后，患者的上症改善，精神好转。纳食改善，大便溏滞改善，舌尖红，少苔，脉沉弦。方已取效，嘱患者坚持服抗病毒药，并连续服中药。

【三诊】6 个月后，患者体力逐渐增强，精神转佳，面色生华，无腹胀痛，纳眠可，大便软。门静脉内径减少，脾脏大小有所回缩。嘱患者坚持服抗病毒药，间断服中药巩固疗效，以上方稍事加减服用。

【按】对于肝硬化的成因，裘老认为，多为病邪久居肝络，肝脉瘀阻所致之肝积也。治疗则以疏肝理气，活血化瘀，软坚消积为主。从脉证可知，本病病位在肝，涉及脾肾二脏。病机以肝气郁结为主，由于肝气郁结、疏泄失职、气机不畅、血瘀肝络而发此证。方中郁金味辛苦，性凉，归肝脾经，辛开苦降、清扬善窜，上达巅顶、下行下焦，能行滞气、散肝郁、降逆气、泄壅滞，为行气解郁之要药。穿山甲味咸，性微寒，归肝胃经，性善走窜，无微不至，能行郁滞、消积利九窍；三棱味苦辛，性平，归肝脾经，苦泄入血，兼入气分，能攻疲、破积聚、散瘀血、通经络、行滞气、消食积，为攻坚破积之要药；莪术味苦辛，性温，归肝脾经，辛散，走而不守，既入气分，又入血分，故能破积聚、攻癥痕、行滞气、消食积，为治积聚诸气之上品；水蛭味咸苦，性平，归肝经，性缓善入，能破瘀血、逐恶血、攻痕积、通经络；土鳖虫味咸，性寒，归肝经，性急善破，能破积血、逐宿血、消积、利血脉。由此可见，裘老在方中用上述药物重在行气破血、消积化瘀，气行血畅，积去络通，其症自愈。鳖甲味咸，性微寒，归肝脾经，禀性至阴，入厥阴血分，能补阴气、潜肝阳、退虚热、退骨蒸、生阴液、熄肝风，能走能软，能攻能散，善走肝经血分，软坚结、消块、攻癥坚、散痛肿。鳖甲、牡蛎二者相伍，可通经活络，软坚散结，润养肝体。肝络通，疲除，诸症自消。党参味甘，性平，归脾肺经，甘而和缓，不腻不燥，其性主升，能益脾胃、助运化、升清阳、补肺气、布水精、生阴血，在方中，既可化生阴血以濡养肝体、辅助肝用，又可益气健脾，以表"见肝之病知肝传脾，当先实脾"之义。桑葚、生地黄、龟胶三味药物归肾经，能滋肾水、补肝血、生津液、润心肺。肾水得补，肝体得养，正气渐复，其病自愈。综上所述，裘老治疗肝硬化，辨证精心，机圆法活，组方缜密，配伍严谨，用药巧妙。其法于疏达之中寓柔肝之法，化瘀之中含软坚之意，攻逐之中有滋补之功，全方气血同治，标本兼顾，故效果明显。

（四）周正医案

患者，男，55 岁，2021 年 7 月 8 日初诊。

【病史】患者有慢性肝炎病史十余年，因"胁肋隐痛、腰膝酸软伴口干咽燥半年，加重 1 周"就诊。患者平素工作压力大，长期熬夜，且有饮酒习惯。腹部胀满不舒。

【刻下症】患者胁肋部隐隐作痛，腰膝酸软，头晕目眩，口干咽燥，五心烦热，失眠多梦，两颧潮红，盗汗，腹部胀满不舒，舌红少苔，脉细数。

【辅助检查】丙氨酸氨基转移酶（ALT）75U/L，天冬氨酸氨基转移酶（AST）60U/L，总胆红素（TBIL）28μmol/L，白蛋白（ALB）32g/L，球蛋白（GLB）38g/L，白蛋白 / 球蛋白比值倒置；HBV-DNA 1.2×10^4IU/ml。肝脏 B 超提示：肝脏体积缩小，表面不光滑，实质回声增粗、增强，门静脉内径增宽，脾脏厚度增大。

【诊断】

西医诊断：慢性肝炎。

中医诊断：肝积（肝肾阴虚证）。

【治法】滋补肝肾，活血软坚。

【方药】一贯煎加减。

北沙参 15g，麦冬 15g，生地黄 20g，枸杞子 15g，当归 10g，川楝子 6g，鳖甲（先煎）15g，莪术 10g，墨旱莲 15g，女贞子 15g，丹参 15g，麦芽 15g，七剂，水煎服，日一剂，分早晚两次温服。

【二诊】2 周后，患者胁肋隐痛减轻，口干咽燥、五心烦热症状稍有缓解，但仍有失眠、腹胀之症状。上方加酸枣仁 20g 以养心安神，继续服用 2 周。

【三诊】4 周后，患者睡眠质量明显改善，腹胀减轻。复查肝功能：ALT50U/L，AST45U/L，TBIL22μmol/L，ALB34g/L。调整方药：去川楝子，加山药 20g 以健脾益气，巩固疗效，继续服用 8 周。随诊 12 周后，患者胁肋隐痛基本消失，腰膝酸软、头晕目眩等症状明显减轻，精神状态良好。复查肝脏 B 超，结果提示患者肝脏实质回声较前改善。

【按】周正教授认为患者久病伤肝，加之长期情志不畅、熬夜、饮酒等，耗伤肝肾之阴。肝藏血，肾藏精，肝肾同源，肝阴不足，肝络失养，则胁肋隐痛；肾阴亏虚，腰府失养，故腰膝酸软；阴虚不能上滋头目，故头晕目眩；阴虚生内热，虚热内扰，故见五心烦热，心神不宁，则失眠多梦。予一贯煎加减，方中北沙参滋养肺胃之阴，麦冬养阴润肺、益胃生津、清心除烦，与北沙参协同，增强滋阴润燥之力。生地黄清热凉血、养阴生津，滋阴养血以补肝肾之阴，为君药。枸杞子滋补肝肾、益精明目，助生地黄滋养肝肾，加强滋阴作用。四者重点在滋补肝肾之阴，以涵敛肝阳，使肝体得养，肝用得调。当归养血活血，与滋阴药配伍，既补阴血之虚，又能行血中之滞，使气血调和。川楝子疏肝泄热、行气止痛、杀虫，防滋阴药滋腻碍气，使滋阴而不滞气，疏肝又不伤阴，以达滋阴疏肝之效。墨旱莲、女贞子加强滋补肝肾之阴的功效。丹参活血化瘀，改善肝脏血液循环，防止瘀血阻滞加重病情。麦芽消食健胃，防滋阴活血药碍胃。周正教授认为此阶段为积聚中后期，加鳖甲软坚散结之品，滋阴潜阳，并清阴虚内热；莪术行气破血消癥，以期攻顽疾。

（五）何世东医案

患者，男，53 岁，2013 年 7 月 1 日初诊。

【病史】患者反复腹胀、乏力、纳差1年余，有20余年乙型肝炎病史，未经系统治疗，自2012年4月开始出现疲倦乏力、脘腹胀满、食欲减退、大便溏烂等症状，查肝功能反复异常，HBV-DNA定量检查结果异常，辗转于各医院就医，自2013年4月开始服用替比夫定600mg，每日1次。服药12周后复查，HBV-DNA定量指标下降，抑制病毒效果不佳，故来就诊。

【刻下症】患者形体消瘦，胁下癥瘕积聚，疲倦乏力，口淡，脘腹胀满不适，餐后明显，食欲减退，眠一般，大便溏烂，每天排便1~2次，无恶寒发热，无恶心呕吐，无呕血便血，无腹痛，无嗳气反酸等不适。舌淡红，苔白腻，脉弦细乏力。

【辅助检查】体格检查：肝稍大，有轻触痛，轻度脾大，脾下缘在肋下缘2cm，全腹无明显压痛及反跳痛。肝功能检查显示ALT 110U/L，AST 70U/L，HBV-DNA定量检测结果异常，AFP、CEA未见异常；腹部B超结果提示肝硬化、脾大（具体化验单不详）。

【诊断】

西医诊断：乙型肝炎。

中医诊断：积聚（肝脾两虚，气滞血瘀）。

【治法】以补虚为主，兼夹活血化瘀、疏肝理气、清热祛湿、利胆退黄等法，攻补兼施，辨证施治。

【方药】白背健脾化瘀汤加减。

太子参15g，白术15g，茯苓20g，炙甘草5g，薏苡仁30g，砂仁（后下）5g，白芍20g，丹参15g，莪术10g，黄芪25g，牡蛎30g，白背叶根30g，蒲黄10g。

共5剂，水煎服，每天1剂。

【二诊】服首诊方5剂后，患者仍觉脘腹胀满，餐后明显，舌淡红，苔薄白，脉细乏力。疲倦乏力好转，纳可，大便正常，属脾气渐旺之征象，但仍觉脘腹胀满，故守初诊方补气健脾之法，加陈皮5g行气健脾，增强脾气健运之功效，加香附10g疏肝理气，调节全身气机，加鳖甲15g滋阴以防利水伤阴液，软坚散结。共15剂，水煎服，每天1剂。

【三诊】继服15剂后，患者时有脘腹胀满，易疲倦，纳可，大便每天2次，舌淡红，少苔，脉细乏力。鉴于患者脾气未复，故守二诊方，加山药15g加强健脾；加女贞子以滋阴。连服1个月余。服中药期间，嘱患者坚持服用抗病毒药物。

【四诊】2013年10月1日前，患者复查肝功能，结果显示肝功能恢复正常，HBV-DNA 定量检测数值较之前好转，偶有脘腹胀满，易疲倦，嘱患者再守三诊方隔日服药坚持 1 个月，并注意起居有时，劳逸有节，饮食清淡，调畅情志，戒烟戒酒。3 个月后随访，诸症自愈。

【按】该患者有 20 余年乙型肝炎病史，久受乙型肝炎病毒侵袭，伤及于肝，肝气郁结，久郁则血运失调，而成血阻，气滞血阻，脉络不和，故胁下癥瘕积聚；肝郁脾虚，脾不运化，水谷内停，故食欲减退，脘腹胀满；食后负担加重，故腹胀更甚；水湿不运，流注肠中，故大便溏薄；脾主肌肉四肢，脾虚日久则肢体失养，故疲倦乏力。脉多弦缓虚细，舌质暗红或淡红不华，苔腻浊，皆为脾气不足、肝郁血阻的表现。何世东教授在对肝硬化的认识和治疗上有独特见解，肝硬化常由外感邪毒、酒湿内蕴，血吸虫感染等病因引起脏腑虚损、虚损生积、毒损肝络、血瘀脉络。病机突出脾虚与血瘀，本虚标实。治法上以补虚为主，兼夹活血化瘀、疏肝理气、清热祛湿、利胆退黄等法，攻补兼施，辨证施治。方中以黄芪、太子参、白术补气健脾；茯苓、薏苡仁健脾渗湿；蒲黄、丹参、莪术活血化瘀；白芍柔肝；砂仁行气化湿；牡蛎散胁下之硬结；甘草调和诸药。何世东教授治疗肝硬化喜用白背叶根，此乃岭南地道草药，功能为清热祛湿，收敛消瘀，现代医学研究表明其对降低转氨酶和缩小肝脾有一定作用。全方共奏健脾益气、活血祛湿之功效，并补而不碍滞，攻而不峻猛。

名家验方

消臌茵陈五苓散（何炎燊经验方）

组成：茵陈 20g，肉桂（焗）5g，白术 25g，猪苓 20g，泽泻 20g，茯苓（皮肉各半）30g，黄芪 30g，海藻 25g，生姜皮 10g，大腹皮 15g，牵牛子 15g，大黄（后下）10g，沉香 6g，木香 6g，桃仁 15g，丹参 15g，白茅根 30g。

功效：益气通阳、行气活血、利尿祛湿、通利二便。

主治：失代偿期肝硬化，水液无制，停潴为臌胀，脐突，腹壁静脉曲张，气促胸满，或吐血衄血，神志不清。

按：慢性肝炎迁延不愈，代偿期肝硬化未能及时控制病情，就会发展成失代偿期肝硬化，出现臌胀，水臌。失代偿期肝硬化，导致门静脉高压症，门静脉的微血管渗透压高，肝功能不全，血浆白蛋白生产障碍，则大量水分、蛋白质、电解质由门静脉的微血管渗出腹腔而成腹水臌胀。因此，腹水的成因既有邪实一面，更有正虚一面。故若用大量逐水峻剂，虽得快利一时，臌胀暂可消退，但不久多胀如故。若反复多次，必导致正气伤残而病危。本方益气通阳（黄芪、肉桂、白术），活血通络（丹参、桃仁、白茅根），化气祛湿（茵陈、木香、沉香、大腹皮、生姜皮），淡渗利水（猪苓、泽泻、茯苓、海藻），峻利二便（牵牛子、大黄）。诸药合成缓攻复方，数剂后，若得臌胀消减三四，须与补剂（如二甲调肝汤）交替服用，能获得近期疗效。

特色疗法

1. **肝病治疗仪**　生物信息红外线肝病治疗仪作为一种新的非药物治疗肝病技术，可改善肝脏微循环及肝脏代谢功能，抗肝纤维化，调节机体免疫状态，达到改善患者临床症状或体征，缩短康复周期，促进白蛋白合成，改善肝硬化预后的效果。主要可治疗慢性病毒性肝炎、肝纤维化、肝硬化、酒精性肝病、脂肪肝和自身免疫性肝病。以右胁区为治疗部位，每次治疗30分钟，一天两次。

2. **胃腹散或肝复转阴散（成方）封包熥络宝治疗**　主要治疗虚证。取适量胃腹散或肝复转阴散装入布袋封口，微波加热（以不烫伤皮肤为度）后外敷于肝区、中脘穴或胃脘部，每日1次，3天为1疗程。

五、预防调摄

1. **劳逸结合、调畅情绪**　嘱患者注意休息，避免剧烈运动；保持乐观的情绪，树立战胜疾病的信心。

2. **注意饮食调养**　告知患者服用食物应易消化、富营养。高蛋白、高糖、高维生素、低脂为肝硬化患者选择饮食的原则。严禁饮酒，饮食应细软、易消化、少刺激辛辣。有益食品：奶、鱼、蛋、瘦肉、豆制品等富含蛋白质食物，酵母片等富含维生素的食品。无益食品：含纤维素过多的食品，如芹菜、韭菜等。

各种酒、油炸和辛辣刺激性食品。

中医根据辨证论治，根据患者不同的体质和病因，提供以下几种食疗，仅供参考。

（1）肝郁脾虚者：可进食冬笋香菇汤。冬笋 250g，香菇 50g。冬笋剥去外壳，洗净切丝，香菇切片，两者同放入锅内翻炒 20 分钟左右，再加入汤、调料煮沸即可。

（2）湿热瘀结者：可进食蟛蜞粥（见第五章）。

（3）气虚血瘀者：可进食黄芪丹参猪肝汤。准备黄芪 30g，丹参 20g，猪肝 100g。先将黄芪、丹参洗净，用纱布包好，与洗净切片的猪肝一同放入锅中，加适量水，煮至猪肝熟烂，去药包，调味后吃肉喝汤。

（4）肝肾阴虚者

鳖甲红枣汤：鳖甲 20g，红枣 10 枚，米醋 2 匙，冰糖适量。将鳖甲炒黄，倒入米醋，迅速翻炒，然后将鳖甲放入砂锅中，加入红枣和水一大碗，烧开后以小火炖 1 小时，加入冰糖，待红枣熟烂后，弃鳖甲，吃枣饮汤。

枸杞桑椹粥：枸杞 10g，桑椹 10g，山药 10g，大米 50g，加水煮成粥。

（5）脾肾气虚者：可进食赤豆鲫鱼羹。鲜鲫鱼 3 条（每条约 300g），赤小豆、商陆各 30g。将鱼清洗干净，把商陆、赤小豆分别放入鱼腹中，用线缝好，清蒸熟烂成羹即可。分 3 次空腹淡食。

3. **不滥用“护肝”药和损肝药**　不少归肝经的中药有现代医学的肝毒性，如疏肝的薄荷，合欢皮，川楝子，柴胡，大、小柴胡汤，逍遥丸；养肝血的何首乌、鸡血藤；清肝的青黛；平肝风的天麻等有现代医学的肝毒性。注意辨证使用，同时注意用量。

避免使用损肝的药物，如大环内酯类抗生素、抗真菌药物、非甾体抗炎药、抗风湿药物、抗结核药物、抗肿瘤药物、调降血脂类药物、抗过敏药物、心血管药物、类固醇激素等。易引起肝损害的常见中药有：苦杏仁、木薯、广豆根、北豆根、艾叶、毛冬青、苍耳子、大风子、黄丹及治疗银屑病的中药等。

4. **定期复查**　告知患者应定期到医院做 HBV-DNA、肝功能、甲胎蛋白、上腹部 B 超 / 增强 CT、肝硬度等的检查。

第九章 肠息肉

一、概　　述

大肠息肉病是指大肠黏膜上的单个或多个赘生物。以腹痛或腹部胀满不适，大便溏泄或黏液便，或便血、便秘等为临末表现。《灵枢》称“肠覃”为“寒气客于肠外，与卫气相搏，气不得荣，因有所系，癖而内著，恶气乃起，息肉乃生。”肠息肉可归属于中医之“息肉痔”“泄泻”“肠瘤”“积聚”“便血”“腹痛”“肠覃”等病证范畴。本病在大肠的任何部位均可发生。结肠镜检查是诊断结肠息肉的最佳方法。结合患者的病史、症状作结肠镜检查，可检出息肉，其在形态上表现为黏膜隆起性肿物或表面结节颗粒状隆起，根据蒂部情况可分为有蒂、无蒂、亚蒂、广基、扁平状等。同时进行黏膜活检，有助于与其他赘生物鉴别和了解息肉的组织学类型。

肠息肉种类较多，预后不一，临床上还应该区别息肉的类型。病理上将息肉分为肿瘤性息肉和非肿瘤性息肉，肿瘤性息肉可分为管状腺瘤、绒毛状腺瘤和混合性腺瘤（即管状绒毛状腺瘤），还包括锯齿状息肉，它们与癌发生关系密切，存在不同程度的恶变率，是癌前期病变或状态。非肿瘤性息肉包括错构瘤性息肉、增生性息肉、炎性息肉。单个发生者称单发性息肉，散在发生者称多发性息肉，大量息肉布满直结肠甚至小肠者称息肉病。本病以便血、腹泻为主要症状。其诊断主要依靠肠镜发现及病理学检查。

二、病因病机

董明国教授认为肠息肉的病因病机主要是由于先天不足，脾胃虚弱，湿浊内生，湿郁化热，热蕴成毒，湿热毒邪交互而生息肉；或由于后天饮食不节，偏食肥甘厚腻，或嗜酒无度，进食生冷之品，导致痰湿之邪壅滞肠道，与肠中垢物凝聚日久，乃生息肉。脾失健运，经脉阻滞以致气机不利，瘀血浊气互作亦生息肉。病位在大肠，与肝、脾、肾相关。故本病病机特点为本虚标实，本虚为脾虚，标实为湿热、气滞、瘀血、痰浊。依其病因病机可分为气虚血瘀证、痰湿瘀滞证、肠道湿热证三个证型。

1. **气虚血瘀证**　董明国教授认为岭南临海，土薄多湿，脾常不足，加上现代人生活节奏快，压力大，劳逸不节，脾失健运，脾运化失调，易聚湿浊，湿郁阻络，经脉阻滞以致气机不利，瘀血浊气互作而生息肉。

2. **痰湿瘀滞证**　“病痰饮者，当以温药和之”，提示痰饮是一种重要的病理因素，痰饮的形成与脾胃运化失常密切相关。在结肠息肉的发病中，脾胃虚弱，水液代谢失常，聚湿成痰，痰浊阻滞肠道，与其他病理因素相互影响，可促进息肉的形成，也说明了治疗时温化脾胃、调节痰湿的重要性。

3. **肠道湿热证**　舌质偏红，舌苔黄腻，脉弦滑或滑数均为肠道湿热之象。

三、辨证治疗

1. 气虚血瘀证

【症状】腹痛隐作，大便溏薄，便血色淡，神倦乏力，面色萎黄，纳呆，或畏寒、四肢欠温，舌质淡胖而暗，或有瘀斑、瘀点，脉虚或细涩。

【治法】健脾祛湿，活血化瘀。

【方药】理气六君子汤（何老新订方）或参苓白术散合三七、仙鹤草、丹参加减，配合院内制剂：人参胃康片。

党参 20g，白术 15g，茯苓 15g，甘草 5g，半夏 12g，陈皮 5g，厚朴花 6g，柴胡 10g，枳壳 10g，白芍 15g，姜竹茹 10~15g，丹参 10g，三七 5g，仙鹤草 30g。

【加减】纳差者，加鸡内金、神曲；虚寒明显者，加熟附子、肉桂；组织学呈腺瘤性息肉者，加半枝莲、猫爪草。

2. 痰湿瘀滞证

【症状】便溏不爽或黏液便，或见便下鲜红或暗红血液，或腹痛腹胀，或腹部不适，脘闷纳少。舌质偏暗或有瘀点、瘀斑，苔白厚或腻，脉弦或涩。

【治法】行气化湿，活血散结。

【方药】平胃散合地榆散加减。

苍术 10g，陈皮（后下）5g，厚朴 10g，法半夏 5~10g。茯苓 20g，地榆 15g，茜草 10~15g，栀子 5~10g，黄芩 10g，黄连 5g，甘草 5g。

3. 肠道湿热证

【症状】腹胀腹痛，大便溏泻，或黏液便，泻下不爽而秽臭，或有便血，或大便秘结，兼口渴喜饮，小便黄，肛门灼热坠胀，舌质偏红，舌苔黄腻，脉弦滑或滑数。

【治法】清热解毒，行气化湿。

【方药】地榆散合槐角丸加减。

地榆 15g，槐花 15g，茜草 10~15g，栀子 5~10g，黄连 5g，黄芩 10g，枳壳 10g，当归 5g，防风 10g，甘草 5g。

四、医案解要

（一）董明国医案

患者，男，50 岁，2019 年 4 月 7 日初诊。

【病史】患者反复腹胀痛不适半年。大便溏薄，间便中带血少量，神倦乏力，面色萎黄，纳呆，四肢欠温，舌质暗红，苔白，脉细涩。

【刻下症】患者形体肥胖，脘腹痞胀，时轻时重。神疲倦怠，面色萎黄，纳呆食少，大便溏滞，体重无明显变化，舌质暗红，苔白，脉细涩。

【辅助检查】肠镜结果提示患者有乙状结肠息肉，大小约 15mm × 12mm。术后病理提示管状 - 绒毛状腺瘤。

【诊断】

西医诊断：结肠息肉。

中医诊断：肠息肉（气虚血瘀证）。

【治法】健脾祛湿，活血化瘀。

【方药】加味参苓白术散。

党参 15g，茯苓 15g，白术 15g，白扁豆 15g，陈皮 5g，山药 15g，炒薏苡仁 15g，莲子 15g，砂仁（后下）5g，甘草 5g，三七粉（冲服）3g，共 7 剂，清水煎服，日 1 剂。

【二诊】患者脘腹痞胀改善，精神好转。纳食改善，大便溏滞改善，无便血，面色萎黄，舌质暗红，苔白较前稍薄，脉细涩，方已取效。嘱患者戒烟酒，坚持运动锻炼、常吃豆制品和水果，连续服药。

【三诊】3 个月后，患者自觉逐渐体力增强，精神转佳，面色生华，食欲增加。无腹胀痛，眠可，大便软，无便血。嘱随后间断服用加味参苓白术散，坚持运动锻炼，常吃豆制品和水果。

【随诊】1年后复查肠镜未见异常。患者无腹胀痛，纳眠可，大便软。继间断服药巩固疗效，以上方稍事加减，3年后复查肠镜未见异常。后随访，病无反复。5年后复查肠镜，未见异常。

【按】董明国教授认为岭南属亚热带海洋性气候，地卑土薄多湿，脾常不足；现代人生活节奏快，压力大，劳逸不节，脾失健运，脾运化失调，加重脾胃气虚；加之饮食不节，恣食肥甘厚味，烟酒过度，缺乏锻炼，影响脾胃运化受纳功能，升降失司，水谷不化，易聚湿浊，湿郁阻络，经脉阻滞以致气机不利，瘀血湿浊互作则成息肉。董教授认为健脾祛湿时不宜用过于温化燥湿之品，宜用淡渗利湿之品以防助阳化热。故选方加味参苓白术散。

加味参苓白术散，以党参为君药，能补中益气、健脾益肺，可增强脾胃功能，提升正气，有助于抵御病邪，改善结肠息肉患者常有的脾胃虚弱之象。以白术为臣药，健脾益气、燥湿利水，能助党参加强健脾之力，且可运化水湿，改善脾胃运化失常导致的水湿内停等问题，为肠道营造良好的内环境。茯苓为臣药，利水渗湿、健脾宁心，与白术配合，增强利水渗湿功效，使水湿从小便而出，同时助脾胃运化，使中焦气机通畅。以山药为臣药，取其补脾养胃、生津益肺，既补脾气，又益脾阴，能平补三焦，对脾胃虚弱、肠道功能失调有很好的调理作用。炒薏苡仁同为臣药，取其健脾渗湿、除痹止泻等。炒后的薏苡仁健脾作用增强，可助白术、茯苓等运化水湿，减轻肠道湿邪。莲子同为臣药，补脾止泻、益肾涩精，能健脾涩肠，对有脾虚久泻等症状的患者有治疗作用，可改善肠道功能，减少肠道异常分泌物。白扁豆亦为臣药，能健脾化湿、和中消暑，助君臣药健脾化湿，且其性温和，可和中焦，调畅脾胃气机。砂仁为佐药，能行气化湿，使补而不滞，同时能温脾止泻，对脾胃虚寒、湿阻气滞导致的肠道问题有缓解作用。甘草为使药，能补脾益气、清热解毒，起到调和诸药，使各药协同发挥疗效的作用，同时，其有缓急止痛，缓解肠道不适症状之功效。三七粉散瘀消积，改善肠道局部的血液循环，使瘀滞的气血得以通畅，减少因气血不畅而形成的积聚，从而对结肠息肉起到一定的消散作用，阻止息肉进一步生长或促使其缩小；其亦能止血，改善结肠息肉可能导致肠道黏膜出血，促进肠道黏膜的修复；其还能止痛，消除因气血不通导致的“不通则痛”；

其在一定程度上还具有扶正的作用，它可以调节人体的免疫功能，增强机体的抵抗力，使人体自身的防御系统更好地发挥作用，有助于抵御病邪，抑制息肉的发展，预防息肉复发，从整体上改善患者的身体状况。全方以健脾益气、渗湿止泻、化瘀止痛为主，通过多味药物协同作用，可改善脾胃虚弱的状态，运化水湿，活血化瘀，恢复肠道的正常生理功能，调节肠道内环境。对于因脾胃虚弱、湿邪瘀阻等导致的结肠息肉，起到缓解症状、改善病情、预防复发等作用。

健康饮食、适度锻炼配合加味参苓白术散能有效改善患者的临床症状，降低腺瘤性大肠息肉复发的可能性，同时对全身有很好的调节作用。适度减肥、降脂等行为，使患者的局部脏器、全身脏腑器官都能获益，因而对预防结直肠癌起到积极的作用。

（二）周正医案

王某，女，59 岁，2020 年 5 月 15 日初诊。

【病史】患者间断腹痛、腹胀，大便黏腻不爽伴便血 1 个月余。自述腹部胀满疼痛，疼痛位置固定，大便黏滞，排便不尽感明显，且大便中带有少量暗紫色血液。

【刻下症】患者形体偏胖，肢体困重，口中黏腻，食欲缺乏，舌苔白腻而厚，舌边有瘀点，脉象弦滑。

【辅助检查】通过结肠镜检查，在降结肠部位发现一枚大小约 0.6cm × 0.5cm 的带蒂息肉，病理检查提示为增生性息肉。

【诊断】

西医诊断：结肠息肉。

中医诊断：肠息肉（痰湿瘀滞证）。

【治法】化痰祛湿、活血化瘀。

【方药】平胃散合二陈汤加减。

苍术 15g，厚朴 10g，陈皮 12g，法半夏 10g，茯苓 20g，薏苡仁 30g，三棱 10g，莪术 10g，丹参 15g，赤芍 15g，甘草 6g。共 7 剂，清水煎服，日 1 剂。

【二诊】经过第 1 个疗程治疗，患者腹胀、腹痛症状有所减轻，大便黏滞感稍有缓解。第 2 个疗程后，肢体困重感明显减轻，口中黏腻感消失，食欲有所增加，便血情况偶发。完成 3 个疗程后，腹部胀满疼痛感基本消失，大便恢复正常,无便血现象,精神状态良好。

【三诊】1年后复查结肠镜,结果显示其息肉缩小至0.3cm×0.2cm,且表面黏膜色泽趋于正常,提示病情得到了有效的控制和改善。建议患者每半年进行一次结肠镜复查,密切观察息肉变化情况,预防息肉复发或恶变。

【按】周主任认为岭南临海多湿,痰湿郁阻经络,经脉阻滞以致气机不利,瘀血痰浊气互作而生息肉。大便溏烂不爽或黏液便,或见便下鲜红或暗红血液,或腹痛腹胀,或腹部不适,脘闷纳少,舌质偏暗或有瘀点、瘀斑,苔白厚或腻,脉弦或涩均为痰湿瘀阻滞之象。治以化痰祛湿、活血化瘀为法,投以苍术、厚朴、陈皮、法半夏等燥湿化痰、温化痰饮、理气和中,茯苓、薏苡仁利水渗湿,三棱、莪术、丹参、赤芍活血化瘀、消癥散结,甘草调和诸药。从治疗进程看,患者症状随疗程推进逐步缓解,复查息肉缩小,黏膜色泽趋于正常,证实了辨治思路的正确性。

周主任认为在疾病防治过程中,中医整体观念和辨证论治十分重要。除药物治疗外,饮食、生活习惯对病情影响极大。康复建议是巩固疗效、预防复发的关键。清淡饮食可减少痰湿生成,规律作息和适量运动能促进气血运行、增强脾胃功能。定期复查肠镜,能及时察觉息肉变化,做到早发现、早干预,保障患者健康。

(三)董明国医案

张某,男,45岁,2018年8月20日初诊。

【病史】患者反复腹痛、便血伴大便异常1个月余,自诉下腹部坠胀疼痛,疼痛性质为持续性钝痛,偶尔伴有刺痛,尤其在食用火锅、烧烤等辛辣油腻食物后明显加剧。大便溏稀不成形,每天2~3次,便中夹杂黏液和鲜血,气味异常腥臭。同时,自觉肛门有明显的灼热感,时常口干口苦,小便颜色深黄且量少。

【刻下症】患者形体偏胖,下腹部坠胀疼痛,疼痛性质为持续性钝痛,偶尔伴有刺痛,神疲倦怠,皮肤出油,纳呆食少,大便溏稀不成形,体重无明显变化,苔黄腻,脉滑数有力。

【辅助检查】结肠镜检查发现患者乙状结肠部位存在一枚直径1.2cm的带蒂息肉,病理活检报告显示为管状腺瘤性息肉,结合临床症状,判断为肠道湿热型肠息肉。

【诊断】

西医诊断:结肠息肉。

中医诊断:肠息肉,肠道湿热证。

【治法】清热解毒,行气化湿。

【方药】地榆散合槐角丸加减。

地榆 15g,槐角 15g,黄芩 12g,黄连 9g,山栀 10g,茜草 12g,当归 10g,防风 10g,枳壳 10g,甘草 6g。共 7 剂,清水煎服,日 1 剂。

【二诊】患者自觉下腹部疼痛明显减轻,刺痛感基本消失,大便次数减少至每日 1~2 次,便血情况也有所缓解,肛门灼热感减轻。

【三诊】患者口干口苦症状消失,小便颜色恢复正常,食欲明显改善,大便中的黏液显著减少。完成 3 个疗程后,患者腹部疼痛感基本消失,大便恢复正常,成形且无黏液及鲜血。患者精神状态良好,体力也逐渐恢复。

【随诊】1 年后复查肠镜未见异常。患者无腹胀痛,纳眠可,大便软。继续间歇服药巩固疗效,以上方稍事加减,3 年后复查肠镜未见异常。

【按】董教授认为岭南地处亚热带地区,气候多湿多热,岭南人易外感湿热之邪,加之患者饮食不节或饮酒过度,损伤脾胃,脾胃运化失司,湿浊内生,湿郁化热,热蕴成毒,湿热毒邪交互于肠腑而生息肉。患者腹胀腹痛,大便溏泻,或黏液便,泻下不爽而秽臭,或有便血,或大便秘结,兼口渴喜饮,小便黄,肛门灼热坠胀。舌质偏红,舌苔黄腻,脉弦滑或滑数均为肠道湿热之象。在临床诊疗中,准确识别肠道湿热证至关重要。从上述表现可见,肠道湿热对人体的影响广泛,不仅关乎体型外观,更反映在消化、排泄等诸多生理功能上。对于医者而言,在辨治时,需全面综合患者的症状体征,不能仅凭单一表现就仓促定论,像偏胖、皮肤出油等症状,可能由多种原因造成,需结合面色、口气、大便状态等典型症状进行综合判断。患者肠息肉(肠道湿热证)的症状表现与中医对该证型的认知高度契合。从辨证角度看,肠道湿热是导致其腹痛、黏液血便等症状的关键因素,也与息肉的发生发展密切相关,这一判断准确抓住了疾病的核心病机。

治疗上,董教授选用地榆散合槐角丸化裁,选药精当。地榆与槐角作为君药,直击便血症状,发挥凉血止血的关键作用;黄芩、黄连、山栀清热燥湿,从根源上清除肠道湿热,改善肠道内环境;茜草辅助止血散瘀,枳壳行气宽中，甘草调和诸药并缓急止痛，全方协同，共同达成清热化湿、凉血止血的治疗目标。

从治疗效果来看，随着疗程推进，患者症状逐步改善，最终腹痛消失、大便恢复正常，结肠镜复查未见明显异常，这充分验证了该治疗方案的有效性。不过，疾病的康复不仅仅是药物治疗的功劳，康复建议也是巩固疗效、预防复发的重要环节之一。合理的饮食结构可减少湿热的产生，规律的作息有助于身体的自我修复，适当的运动能增强体质，定期复查则是监测病情变化的关键手段。

（四）何世东医案

黄某，女，48岁，2013年8月19日初诊。

【病史】患者腹痛腹泻伴肠鸣2年余，既往有结肠炎病史。

【刻下症】患者就诊时诉腹痛（胀痛），以脐周明显，伴腹泻肠鸣，大便稀烂，每天排便3~4次，进食生冷食物时症状加重，怕冷，胃纳一般，眠可，舌胖，舌淡暗，苔白厚腻，脉沉弦。患者心肺未见异常，脐周腹部轻压痛、无反跳痛，麦氏点无压痛及反跳痛，墨菲征阴性。

【辅助检查】2013年8月10日肠镜检查，显示降结肠息肉（已摘除），2013年8月19日病理检查示结肠管状腺瘤。

【诊断】

西医诊断：结肠息肉。

中医诊断：肠息肉，脾胃虚寒证。

【治法】温中散寒，健脾疏肝。

【方药】附子理中汤合痛泻要方加减。

熟附子（先煎）10g，干姜10g，白术15g，炙甘草10g，党参15g，陈皮5g，白芍20g，防风15g，砂仁（后下）5g，木香10g，藿香15g。水煎服，温服，每天1剂。

【二诊】患者自诉进药7剂后腹痛腹泻症状有所缓解，但仍有肠鸣不适，大便1天2次、稀烂、有泡沫，便后不适，双手指端麻木，纳眠可，舌胖、淡暗，苔稍白腻，脉沉弦。方药更改如下。

熟附子（先煎）10g，干姜10g，白术15g，炙甘草5g，党参15g，陈皮5g，白芍15g，防风10g，砂仁（后下）5g，补骨脂10g，山药15g，三七5g。共14剂，水煎服，温服，每天1剂。

【三诊】患者症状明显好转，偶有腹泻，大便每日2次，质烂，纳眠可，苔转厚腻，继予附子理中汤温中散寒，加燥湿理气祛瘀之品治之。方药调整如下。

熟附子（先煎）10g，干姜10g，白术15g，炙甘草5g，补骨脂15g，赤石脂15g，石榴皮15g，白芍15g，砂仁（后下）5g，苍术10g，炒薏苡仁30g，香附10g，川芎15g，三七5g。共7剂，水煎服，温服，每天1剂。

【随诊】继续以温中散寒、理气止痛为法施治，随证加减一二味药，服药2个月余，患者症状终缓解。嘱患者忌生冷油腻之食，平素可多服党参、黄芪、山药、三七之品调养，1年后复查肠镜，结果显示：全结肠黏膜未见异常。

【按】何世东教授认为，西医把治疗重点放在切除实体病变上，而中医则擅长整体调节，从而改善患者体质，杜绝息肉再生。息肉的出现与痰湿互结、气滞血瘀密切相关，故在辨证治疗的同时，何教授非常注重运用化痰散结及行气活血药，辨证与辨病相结合，以求标本兼治。本例患者为典型的脾胃虚寒，脾虚木乘之证。寒邪侵袭肠道之外，与卫气相互搏结，使局部气血运行不畅，卫气不能正常温养，气血留滞，进而产生恶气，最终导致息肉生成，强调了寒邪与气血凝滞在息肉形成中的作用。首诊以附子理中汤合痛泻要方加减，仍不忘加用砂仁、木香、藿香等药物行气化湿。二诊时苔厚腻转薄，故在首诊方基础上去木香、藿香，加补骨脂、山药、三七增强补益脾肾及活血之功效。到三诊时，患者腹痛肠鸣症状缓解，肝郁脾虚之证不甚，去痛泻要方，予附子理中汤加砂仁、苍术、炒薏苡仁、香附、川芎、三七等燥湿化痰、理气活血止痛之品以标本兼治，坚持服药，不图奇功，缓取奇效，旨在解除症状，改善患者体质，降低复发率。

名家验方

1. 消覃汤（何世东经验方）

组成：法半夏15g，薏苡仁30g，茯苓15g，白术15g，蛇舌草30g，莪术15g，赤芍15g，陈皮10g，甘草5g，角刺20g，肿节风20g，石见穿20g。

加减：大便溏，口淡者，加干姜、补骨脂；口干口苦，大便硬者，加黄连、马齿苋；脾虚者，加黄芪、太子参。

功效：健脾祛湿、解毒消痰。

主治：肠息肉，脾虚湿毒。

按：方中薏苡仁、茯苓健脾止泻、利水渗湿，助脾运化水湿，改善水湿内停状况，改善肠道湿浊状态，阻碍息肉的生长。白术健脾益气、燥湿利水，能增强脾胃运化功能，从根本上杜绝湿邪生成，防止湿聚痰凝而成息肉。陈皮理气健脾、燥湿化痰，能行脾胃之气滞，调中焦之运化，与上述药物配合，使气行，气行则湿化，且能和胃降逆，调畅中焦气机，防止湿邪阻滞导致的气滞。蛇舌草清热解毒、消痈散结、利湿通淋，可清利肠道湿热，解毒散结，对肠道炎症有缓解作用，有助于减轻息肉引发的炎症反应。肿节风清热解毒、祛风通络，能抗菌消炎、消肿散结，增强机体对炎症的抵抗能力，辅助消除肠道局部的炎症，抑制息肉生长。莪术破血行气、消积止痛，可消散瘀血，改善肠道局部血液循环，防止瘀血阻滞，减少因气血不畅导致的息肉增生。赤芍清热凉血、散瘀止痛，可清血分热邪，散瘀血，与莪术配合，增强活血化瘀之力，使瘀血去、新血生，改善肠道气血运行。角刺消肿排脓、祛风杀虫，能活血散结，消痈溃坚，在方中可助消散肠道积聚的气血，促使息肉缩小或消除。石见穿活血化瘀、清热利湿，可改善肠道气血瘀滞状态，配合其他药物共同起到消散息肉的作用。全方以祛湿健脾为基础，使脾胃健运，湿邪得化；以清热解毒、活血消痰为重点，消除肠道炎症，改善气血运行，消散瘀血积聚，共同达到治疗结肠息肉的目的。

对于息肉未切者，连续服用此方6~12个月，息肉可能消失或不会增大、增多，有助于改善体质；对于息肉已切除者，连续服用3~6个月可起到预防息肉复发或防癌变作用。何教授认为有息肉者，乃素体脾虚，运化失司，湿毒瘀交结而成息肉，切除后相当于湿地已拔毒菇，若不把湿地变得干燥些，就容易再长、反复长毒菇，所以要用中药以健脾祛湿、解毒化瘀来改变体质，此乃治未病！何教授认为结肠息肉是癌前病变，需用蛇舌草、莪术、赤芍、角刺、石见穿、肿节风等抗肿瘤常用药来解毒化瘀消痰，薏苡仁也有很好的抗癌作用。

2. 肠息化积汤（牛兴东经验方）

组成：炙黄芪20g，党参15g，炒白术15g，补骨脂15g，肉豆蔻6g，盐吴茱萸6g，肉桂15g，炮姜15g，熟附子（先煎）6g，醋香附12g，醋莪术10g，丹参15g，山慈菇10g，藤梨根10g，炒鸡内金15g，肉苁蓉30g。

功效：补脾益肾、消痰化积。

主治：肠息肉，脾肾阳虚型。

按：牛老认为肠息肉主要病位在脾胃与大小肠，病变主脏在脾，脾失健运是关键，同时与肝、肾密切相关。脾主运化，喜燥恶湿；大小肠司泌浊、传导；肝主疏泄，调节脾运；肾主命门之火，能暖脾，助脾胃腐熟水谷。若脾运失职，小肠无以分清泌浊，大肠无法传化，水反为湿，谷反为滞，混合而下，则发生腹泻；湿阻气滞，不通则痛，可有腹痛；虚损日久，痰瘀互结而发为息肉；牛老认为本病脾胃虚损为本，痰瘀、浊毒为标，临床上要以扶正化积为基本治则，以健脾温肾、化瘀解毒为主。故治疗以炙黄芪、党参、炒白术益气健脾，佐以醋香附疏肝行气，鸡内金消食化积助运，补骨脂、肉豆蔻、盐吴茱萸、肉桂、炮姜、熟附子温阳止泻；醋莪术、丹参、山慈菇、藤梨根化痰祛瘀、清热解毒。其中山慈菇清热解毒、化痰散结，对于痈肿疔毒、瘰疬痰核疗效确切。藤梨根清热利湿、解毒消肿、活血止血，有一定的抗肿瘤作用。诸药合用，消补结合，消而不损，补而不滞，疗效显著。

3. 健脾消毒方（刘石坚经验方）

组成：党参15g，炒白术12g，茯苓15g，炙甘草6g，陈皮10g，法半夏10g，木香6g，砂仁（后下）3g，薏苡仁30g，白花蛇舌草30g，半枝莲30g。

功效：健脾益气、化痰消毒。

主治：脾虚湿毒型结肠息肉。

按：长期饮食不节，损伤脾胃，导致脾胃虚弱，运化失常，水湿内生，凝聚成痰，痰湿阻滞肠道，气血运行不畅，从而形成息肉。方中四君子汤健脾益气，从根源上改善脾虚状态，增强脾胃运化功能；陈皮、法半夏理气化痰，消除痰湿之邪；木香、砂仁行气止痛、温中和胃，缓解腹胀不适；薏苡仁健脾利湿，协助化痰湿；白花蛇舌草和半枝莲清热解毒，辅助抗癌，抑制息肉生长。全方共奏健脾益气、化痰解毒之效。刘教授认为结肠息肉患者多见脾胃气虚，腺瘤性结肠息肉是癌前病变，属湿毒，故宜以健脾益气，化痰解毒立法施治。验方体现了中医整体观念和辨证论治的思想。在治疗过程中，刘教授注重调整机体整体状态，通过扶正祛邪，恢复脾胃正常功能，消除痰湿毒邪，达到缩小乃至消除息肉的目的。

4. 乌马泻心汤（董明国经验方）

组成：黄连3g，黄芩10g，干姜3g，法半夏10g，太子参15g，炙甘草5g，木香6g，炒白芍15g，防风10g，乌梅10g，马齿苋30g。

功效：清热化湿、调气行血、健脾止泻。

主治：湿热蕴结兼脾虚型结肠息肉。

按：此方源自古方化裁，药物配伍精妙，以寒热并用、标本兼治为原则。黄连善清中焦湿热，能除肠道邪热、减轻息肉炎症，黄芩清上焦与大肠湿热，二者相伍可改善息肉生长环境；干姜辛热，与黄连、黄芩的苦寒形成辛开苦降之配伍，调理中焦气机，防止湿热与气滞互结，法半夏燥湿化痰，与干姜增强温化寒湿之力，又与黄连、黄芩调节中焦寒热，恢复脾胃运化；太子参针对脾胃虚弱健脾益气，增强脾胃功能与机体抵抗力，扶正祛邪以防息肉发展，炙甘草补脾益气并调和诸药；木香行气止痛，使肠道气机通畅，促进气血运行以利息肉治疗，炒白芍柔肝缓急，与甘草配伍增强止痛效果，缓解肠道痉挛及腹痛；防风祛风解表、胜湿止痛，能祛肠道风湿之邪，改善肠道功能；董教授指出，乌梅归肝、脾、肺、大肠经，有敛肺涩肠、生津之效。其酸涩入大肠经，能收敛肠道气机，防止紊乱，涩肠止泻，缓解息肉刺激引发的腹泻。乌梅还可生津，滋养肠道，防湿热伤津。其酸收之性可收外散正气，充实正气，增强抵抗力，抑制息肉发展。且酸能入肝，肝主疏泄，故乌梅可调节肝脏，助肠道气机通畅，促气血运行，利息肉消散。马齿苋归肝、大肠经，性寒，具清热燥湿、凉血止血、通利肠道之功，能清除湿热瘀血，减轻肠道负担，助力息肉消退。全方寒温并用、攻补兼施，综合发挥清热燥湿、健脾益气、理气止痛等功效，从多方面调理肠道功能、改善肠道环境，从而实现对结肠息肉的治疗。

五、预防调摄

在疾病调摄方面，主要从情志、饮食、劳逸等方面对每位患者进行健康生活方式的教育。

1. **情志调摄** 方法同第六章。

2. **饮食护理** 肥胖、吸烟、饮酒、热烫饮食、缺乏锻炼、盐浸腌制食品、高脂血症、一级亲属肿瘤家族史者是大肠息肉高危因素。指导方法同第六章。

对每个患者进行体质的辨证，根据体质的不同提供食物的搭配，具体如下。

（1）气虚血瘀者：平素可以用党参 15g，莲子 15g，扁豆 20g，三七 5g，猪脊骨 250g 煲汤。

（2）痰湿瘀滞者：平素可适当服用陈皮泡茶，红枣生姜大米粥（做法见第二章）。

（3）肠道湿热者：平素可以用薏米 30g，赤小豆 30g，冬瓜 200g（连皮），猪脊骨 250g 煲汤。

3. **劳逸结合** 指导患者规律生活，起居有时，注意劳逸结合，坚持运动锻炼、控制体重。

4. **定期复查** 建议患者半年到一年复查一次肠镜，根据复查结果再确定下一次的随访时间，并建议家族直属亲戚也及早进行胃肠镜筛查。

第十章　脂肪肝

一、概　　述

在中医学古籍中，脂肪肝并未被明确记载，其是随着医学的发展在现代提出的一个西医病名，但关于其发病机制的线索在古医书中仍然有迹可循。许多学者认为，脂肪肝可对应“胁痛”“肝癖”“积聚”“肝积”等多种中医疾病。国家中医药管理局将脂肪肝的中医病名定为“肝癖”。

现代医学中的单纯性脂肪肝、非酒精性脂肪性肝病、酒精性脂肪肝可参考本节治疗。

二、病因病机

《金匮翼》有一言：“积聚之病，非独痰食气血，即风寒外感，亦能成之。”《灵枢》载：“卒然多食饮，则肠满，起居不节……汁沫，与血相搏，则并合凝聚不得散，而积成矣。”《张氏医通》有云：“饮食劳动之伤，皆足以致痰凝气聚。”纵观中国古代中医名家理论可知，本病病位在肝，与脾、肾等脏腑密切相关。在外感邪气、嗜食肥甘厚味、劳逸失度、情志失调、先天禀赋不足等病因的作用下，肝疏泄失司、脾运化无力、肾气化不足，痰热浊瘀浊湿留而不去。肝、脾、肾亏虚为本，气滞、痰湿、血瘀蓄积为标，总属本虚标实之病。临床上往往是多因素、多病机、多种病理产物相互作用，互为因果，发为本病。

1. **肝郁脾虚**　木喜条达而恶抑郁。肝失疏泄，脾失健运，胸胁胀满窜痛，善太息，情志抑郁，或急躁易怒，食少，腹胀，肠鸣矢气，便溏不爽，或腹痛欲便、泻后痛减，或大便溏结不调，舌苔白，脉弦或缓。

2. **痰湿内阻**　多因脾失健运，水液代谢失常，聚湿生痰，或外感湿邪，湿邪困脾，日久聚湿成痰所致。痰为阴邪，湿为阴邪，二者合而为病，具有阻遏气机、损伤阳气，黏滞缠绵，重浊趋下等致病特点。临床多见头昏沉如裹，嗜睡，身体困重，胸闷脘痞，口腻不渴，纳呆，恶心欲呕，肢体关节、肌肉酸重疼痛，大便溏泻且黏腻不爽，小便混浊，或局部渗出黏液，或皮肤湿疹瘙痒，妇女可见带下量多质黏。面色晦垢，舌苔白腻或黄腻，脉濡缓或细滑等。

3. **湿热蕴结** 多因外感湿热之邪，或本为脾气虚弱，湿邪中阻，湿郁而化热，或嗜食肥甘厚腻，饮酒无度，酿生湿热。

湿热阻滞中焦，纳运失健，气机阻滞，则脘腹痞闷，纳呆食少，恶心呕吐；湿热蕴脾，上蒸于口，则口中黏腻，渴不多饮；湿热下注，阻碍气机，大肠传导失司，则便溏而不爽；湿热交结，热蒸于内，湿泛肌肤，阻碍经气力气化不利，则为肢体困重，小便短黄；湿遏热伏，郁蒸于内，故身热不扬；湿热之邪，黏滞缠绵，故汗出热不解；湿热蕴结脾胃，熏蒸肝胆，疏泄失权，胆汁不循常道而泛溢肌肤，则见面目发黄，色鲜明；湿热行于皮里，则皮肤发痒。舌质红，苔黄腻，脉濡数或滑数，均为湿热内蕴之征。

4. **痰瘀互结** 阳气不足或阳气虚衰可能导致津液代谢障碍，形成痰浊；同时，气虚推动无力，可导致血液运行不畅，形成瘀血。痰和瘀的形成往往与气机阻滞相关，气机不畅导致痰湿内生或瘀血形成。

三、辨证治疗

本病多为标实本虚之候。本虚要辨明气虚还是阳虚。标实要辨明痰湿、水湿及瘀血之不同。本病病位有在肝、在脾与在肾的不同，临证时需加详辨。肝癖病变与肝、脾关系最为密切，临床症见身体重着，神疲乏力，腹大胀满，头沉胸闷，或恶心、痰多者，病变主要在脾。病久累及于肾，症见腰膝酸软疼痛，动则气喘，嗜睡，形寒肢冷，下肢浮肿，夜尿频多。病在心肺者则见心悸气短，少气懒言，神疲自汗等。针对肝癖本虚标实的特点，治疗当以补虚泻实为原则。补虚常用健脾益气之法；脾病及肾，结合益气补肾。泻实常用祛湿化痰之法，结合行气、利水、消导、通腑、化瘀等法，以祛除体内病理性痰浊、水湿、瘀血、膏脂等。其中祛湿化痰法是治疗本病最常用的方法，贯穿于本病治疗过程的始终。

经过不同程度的脂肪肝患者辨证分型研究，发现：轻度脂肪肝期，以肝郁脾虚证和湿热蕴结证多见，此时痰瘀等病理因素尚未形成，分别以逍遥散、三仁汤合茵陈五苓散为主方；中度脂肪肝期，多以湿浊内停证和脾肾两虚证多见，可用胃苓汤及四君子汤合金匮肾气丸加减；重度脂肪肝期多以痰瘀互结证多见，痰邪不去，久病入络，痰瘀互阻，胶着难祛，采用膈下逐瘀汤合二陈汤加减。根据病情发展之轻重缓急分期论治，轻度非酒精性脂肪性肝病多属气滞血瘀型，常症状不明显，或仅有轻微的胸腹胀满；中度患者多属脾虚湿蕴型，多有神疲乏力，脘腹痞满，头身困重，纳差便溏，舌淡胖边有齿痕等表现；重度患者则多辨证为痰瘀互结型，痰之既成，经络阻滞，停积于肝，患者多有胁肋疼痛或有包块。

1. 肝郁脾虚

【症状】主要症候：胸胁胀闷，抑郁不舒，倦怠乏力，大便稀溏。次要症候：腹胀不适，食欲缺乏，呃逆不舒，脘腹隐痛。舌脉象：舌质红偏淡，苔薄白，有齿痕，脉弦细，弦滑。

【治法】疏肝健脾理气。

【方药】逍遥散加减。

当归 10g，炒白芍 10g，柴胡 10g，茯苓 15g，炒白术 15g，炙甘草 5g，生姜 5g，薄荷 5g 等。

【加减】肝区痛甚者，加香附、川楝子、延胡索、旋覆花、郁金、茜草等；乏力气短者，加黄芪、党参、太子参；食少纳呆者，加山楂、鸡内金、炒谷、麦芽；烦躁易怒者，加牡丹皮、栀子等。

中成药包括以下几种。

（1）逍遥丸（颗粒）。

（2）强肝胶囊。

（3）舒肝扶正片（院内制剂）。

2. 痰湿内阻

【症状】主要症候：体态肥胖，两胁隐痛，头晕如裹，周身困重，大便黏滞不爽。次要症候：脘腹胀满，倦怠无力，食欲缺乏，呕恶不适。舌脉象：舌质淡红，苔薄白腻，脉沉滑。

【治法】健脾益气，祛湿化浊。

【方药】胃苓汤加减。

泽泻 10g，苍术 10g，炒白术 15g，猪苓 15g，茯苓 15g，厚朴 10g，陈皮 10g，桂枝 10g，炙甘草 5g 等。

【加减】周身困重、倦怠乏力明显者，加黄芪、党参、柴胡、草果、绞股蓝、焦山楂等；偏热者，去桂枝，加车前子、滑石、茵陈、虎杖等；胸脘痞闷重者，加瓜蒌皮、紫苏梗、枳实、郁金、藿香、佩兰等；呕恶者，加姜半夏、藿香、竹茹等。

中成药：血脂康胶囊（片）。

3. **湿热蕴结**

【**症状**】主要症候：素体肥胖，周身困重；脘腹灼热或灼痛；口干不欲饮；大便黏腻不爽。次要症候：尿黄；口苦；纳呆；烦热。舌脉象：舌质偏红，苔黄厚腻，脉弦滑或稍数。

【**治法**】清热利湿。

【**方药**】三仁汤合茵陈五苓散加减。

苦杏仁 10g，泽泻 10g，茵陈 10g，滑石 15g，薏苡仁 15g，白蔻仁 10g，厚朴 10g，通草 10g，半夏 10g，茯苓 15g，猪苓 15g，炒白术 10g，生甘草 5g 等。

【**加减**】湿热偏盛者，加黄连、黄芩、虎杖、龙胆、栀子等；恶心呕吐者，加枳实、竹茹等。

4. **痰瘀互结**

【**症状**】主要症候：形体肥胖；面色晦暗；咯吐痰涎；胁肋钝痛。次要症候：脘腹胀满；腹内痞块；纳差食减；四肢沉重。舌脉象：舌质暗红，有瘀斑，舌体胖大，边有齿痕，脉弦细或弦涩。

【**治法**】活血化瘀，祛痰散结。

【**方药**】膈下逐瘀汤合二陈汤加减。

陈皮 10g，半夏 10g，桃仁 10g，红花 10g，牡丹皮 10g，乌药 10g，延胡索 10g，川芎 10g，茯苓 15g，当归 10g，五灵脂 10g，枳壳 10g，炙甘草 5g 等。

【**加减**】面色晦暗，胁肋刺痛等瘀血征象明显者，加郁金、蒲黄、莪术、乳香等。

中成药：大黄䗪虫丸。

四、医案解要

（一）何世东医案

吕某，男，65 岁，2020 年 6 月 18 日初诊。

【**病史**】患者反复腹胀、腹泻 3 年余，加重伴肝功能异常 1 个月。患者近 3 年来无明显诱因反复出现神疲乏力、纳后腹胀、便溏（每日 2~3 次），面色淡暗无华，伴嗜睡、少气懒言。近 1 个月因肝功能异常（ALT 100U/L）停用降脂药，上述症状加重。既往史：中度脂肪肝、糖尿病病史 10 年；高血压 8 年，BP

（120~130）/95mmHg。长期服用厄贝沙坦、硝苯地平、酒石酸美托洛尔；冠状动脉支架术后 4 年；肺结节术后 2 年。个人史：体型肥胖，喜高脂饮食，面色淡暗无华，伴嗜睡、少气懒言，缺乏运动。

【刻下症】患者神疲乏力，腹胀，食后尤甚，便溏，舌质淡、暗红、边有齿痕，苔白厚腻，脉沉细涩。

【辅助检查】肝功能试验 ALT 100U/L。肝脏 B 超结果提示：中度脂肪肝。血压：（120~130）/95mmHg。

【诊断】

西医诊断：脂肪肝。

中医诊断：肝癖（脾虚痰湿血瘀）。

【治法】健脾化痰祛湿，行气化瘀消脂。

【方药】黄芪 30g，白术 15g，苍术 15g，法半夏 15g，陈皮 10g，砂仁（后下）6g，干姜 6g，厚朴 10g，川芎 15g，赤芍 15g，桃仁 10g，红景天 15g，茯苓 20g，山楂 15g，炙甘草 6g。共 7 剂，水煎服，日一剂。

【二诊】患者神疲乏力明显改善，腹胀减轻，大便成形，每日 1 次。舌质淡红略暗，苔白腻，较前变薄，脉沉细。

调整处方：黄芪 20g，白术 20g，苍术 20g，茯苓 20g，法半夏 15g，陈皮 10g，川芎 10g，三七（冲服）5g，红景天 15g，桃仁 10g，山楂 15g，荷叶 15g，厚朴 10g，五灵脂 15g。共 14 剂，水煎服，日一剂。

【三诊】患者神疲乏力消失，纳眠俱佳，大便正常。复查各项指标，其中血压 120/75mmHg（停用酒石酸美托洛尔），腹部 B 超结果显示患者脂肪肝消失。肝功能试验 ALT 25U/L。

【按】本案患者长期高脂饮食、缺乏运动，致脾虚失运，痰湿内生，阻滞脉络，形成“痰 - 湿 - 瘀”互结之证。脂肪肝、肝功能异常、高血压均与此相关。何老认为本病临证辨治思路为①健脾化湿：以黄芪、白术、苍术、茯苓、砂仁增强运化功能。②化痰祛瘀：法半夏、陈皮、川芎、桃仁、三七、红景天化痰通络，改善代谢。③行气消胀：厚朴、山楂、荷叶理气消脂，缓解腹胀。

处方核心：健脾祛湿贯穿始终（四君子汤），化瘀消脂主线不变（山楂、桃仁、川芎）。

注意事项：长期使用荷叶需监测大便次数（每日 1~2 次为宜）；三七每日剂量

不超过 5g（防出血风险）。患者通过综合干预改善了症状，降低了心血管风险，减少了肝内脂肪沉积，恢复了肝功能，调整了自主神经功能，缓解了疲劳与腹胀。血压达标后，可减少降压药的用量，体现了中医“整体调理”的优势和“健脾化痰祛瘀”法在肝癖治疗中的有效性，强调“药食同调”与长期管理的重要性。

（二）仝小林医案

患者，男，47 岁，2008 年 3 月 8 日初诊。

【病史】既往史：脂肪肝 4 年余。现病史：患者平时饮酒甚多，常食肥甘，时右胁肋部胀满隐痛，纳食后胀痛尤甚。2004 年在当地医院确诊为“中重度脂肪肝，酒精性肝炎”。

【刻下症】患者右胁肋胀满不适，心中烦闷，纳差，乏力，口苦，晨时干呕。小便黄，大便干。面色黧黑，舌暗红，舌底瘀，苔黄厚腻，脉弦数。

【辅助检查】身高 / 体重：171cm/78kg。肝功能：ALT 102U/L，AST 78U/L，余正常。肾功能正常。血脂：TC 7.6mmol/L，TG 4.2mmol/L，HDL 1.41mmol/L，LDL 3.22mmol/L。肝脏 B 超结果显示：中重度脂肪肝。

【诊断】

西医诊断：中重度脂肪肝，酒精性肝炎，高脂血症。

中医诊断：肝癖（膏浊内蕴、气机郁滞证）。

【治法】行气开郁，消膏转浊。

【方药】大柴胡汤加减。

柴胡 9g，黄芩 15g，半夏 12g，枳实 12g，酒大黄 6g，白芍 15g，炙甘草 9g，郁金 30g，赤芍 30g，生山楂 30g，藏红花 2g，红曲 6g，生姜 3 片。水煎服，每日 1 剂。嘱患者戒酒，低脂饮食。

【随诊】患者以上方为基本方加减服用半年，检查肝脏 B 超，并与半年前 B 超比较，结果显示：肝脏未见明显异常，脂肪肝消失。肝功能正常，血脂仍偏高。为巩固疗效，缓图根治，改上方制水丸，每次 9g，每日 3 次，继续服用。患者于半年后复查血脂正常。嘱患者戒酒，低脂饮食。

【按】患者的主症为“右胁肋胀满”，同时以“苔黄厚腻”为重要体征，结合其嗜酒厚味之史，可明其病机为嗜酒荤味，久损肝脾，滋生痰湿，化为脂浊，沉伏于肝，肝失疏泄，脂浊难化而久羁于肝，故发展为脂肪肝；或胆气郁遏，泌精无权，可见口苦、干呕等症；或脾失散精，清阳不升，浊阴不降，清浊交织不分，可见呕吐、便秘或腹泻、纳差等症。患者正值中年，体质健壮，酒为湿邪，湿邪伤及中焦脾胃，脾失健运，胃失和降，故而干呕；湿聚日久而生热，湿热上冲清窍而心中烦闷，内热日久，煎熬津液，大便干，湿热走小便则小便黄。该患者为中重度脂肪肝，治法宜行气开郁、消膏转浊，并加强其破血逐瘀之功。选用大柴胡汤中柴胡、黄芩开郁清热。现代研究证实，柴胡除舒肝解郁外，有明显的保肝降脂作用；酒大黄活血逐瘀、泻浊消膏，黄芩、酒大黄配伍清浊降脂、健脾开窍，使脂浊下行二窍；半夏、枳实行气、开郁、泻浊，生山楂、红曲消膏化浊；半夏、生山楂、枳实、红曲和胃醒脾，燥湿化痰，可开结散痞，抑制外源性胆固醇的吸收；白芍柔肝养肝，郁金、赤芍、藏红花破血逐瘀、养血柔肝，增强肝血循环，降低血液黏度，促进脂肪氧化，防止脂肪痰浊沉积于肝，可逆转肝细胞脂肪变性，兼顾扶正祛邪。全方行气疏肝、助脾运化、宣降脂浊，又活血柔肝、养肝护肝。临床诊疗中重度脂肪肝患者时，若其腹部膨满胀大，可在茵陈、红曲、生大黄的基础上与厚朴三物汤合用；虚胖加六君子汤；肝损害时加赤芍、五味子。

（三）何世东医案

李某，男，35 岁，2024 年 3 月 12 日初诊。

【病史】患者右胁胀痛伴食欲缺乏 2 个月余。无腹泻便秘，无头晕头痛，无胸闷气促，无恶寒发热等不适，平素工作压力大，情绪易波动，饮食不规律，喜食辛辣油腻之品。现病史：患者 2 个月前无明显诱因出现右胁胀痛伴食欲缺乏。

【刻下症】患者右胁胀痛，缺乏食欲，口干口苦，大便黏滞不爽，小便黄赤。

【辅助检查】2024 年 2 月体检发现血脂异常：甘油三酯 3.85mmol/L，胆固醇 4.12mmol/L。肝功能检查示：ALT 78U/L，AST 65U/L。腹部 B 超结果提示中度脂肪肝。身高 175cm，体重 85kg，腹围 94cm。

【诊断】

西医诊断：脂肪肝（中度）。

中医诊断：肝癖（肝郁脾虚，湿热内蕴证）。

【治法】疏肝健脾，清热利湿。

【方药】柴胡疏肝散合茵陈蒿汤加减。

柴胡 10g，白芍 15g，枳壳 10g，甘草 5g，茵陈 30g，栀子 10g，大黄 5g，茯苓 15g，白术 15g，薏苡仁 30g，泽泻 15g，山楂 15g，陈皮 10g。

【二诊】服药 7 剂后，患者右胁胀痛减轻，食欲改善，大便通畅，小便转清。

舌红，苔薄黄，脉弦。湿热渐去，肝气渐舒，上方去大黄，加郁金 10g 以加强疏肝理气之效。

【三诊】再服 7 剂，患者右胁胀痛基本消失，食欲正常，大便每日 1 次，成形。舌淡红，苔薄白，脉弦。湿热已除，肝脾调和，改以逍遥散加减调理，巩固疗效。

随访：3 个月后复查血脂，甘油三酯 1.65mmol/L，胆固醇 3.25mmol/L；腹部 B 超示脂肪肝（轻度）。嘱患者保持情绪舒畅，饮食清淡，适当运动。

【按】何老认为本病属“肝癖”“痰浊”范畴，病位在肝，涉及脾、胆。本案以“疏肝健脾和清热利湿”为主法，兼顾消脂（山楂）、活血（郁金），体现“标本兼治”思路。本案用方紧扣“肝郁脾虚、湿热内蕴”病机，疏肝不忘健脾，清利兼顾通腑，使气机畅、湿热去、脾运健，故 7 剂后胁痛减、二便通。患者湿热渐退，去大黄，防过泻伤脾，加郁金 10g，增强疏肝活血之力。郁金善解肝郁，兼能凉血化瘀，契合“久病入络”之潜在病机，预防脂肪肝进展为气滞血瘀证。三诊转方（逍遥散加减）。此时患者湿热已除，改投逍遥散（柴胡、白芍、白术、茯苓等）调和肝脾，巩固疗效。此阶段以“疏肝健脾”为主，侧重恢复肝脾生理功能，防止湿热复生。方药动态调整：初诊峻剂攻邪，中病即止；后期调养（逍遥散）防复发，符合“治急宜猛，治缓宜稳”原则。代谢指标改善的机制：现代研究证实茵陈、山楂、泽泻等可降脂护肝，与中医“化浊祛湿”理论相印证。本案辨证精准，方药层次分明，既遵循经典方义，又结合现代代谢病特点，展示了中医治疗脂肪肝的独特优势。

名家验方

化浊解毒护肝方（李佃贵方）

组成：泽泻 15g，决明子 30g，生薏苡仁 30g，生山楂 30g，苍术 30g，茵陈 15g，虎杖 15g，姜黄 9g，延胡索 9g，柴胡 9g，郁金 9g。每日 1 剂，水煎服。

加减：腹胀纳差者，加炒莱菔子、陈皮、大腹皮、槟榔、鸡内金、枳实、神曲、炒谷麦芽等；恶心者，加法半夏、竹茹等；胁肋疼痛者，加川楝子、白芍、炙甘草等；服药后吐酸水者，加海螵蛸、煅牡蛎或减少山楂用量；嗳气频作者，加旋覆花、代赭石、竹茹等；下肢浮肿者，加猪苓、白术等；胸闷者，加瓜蒌、枳实、薤白等；口苦者，加栀子等；腰膝酸软者，加续断、桑寄生、杜仲等；失眠多梦者，加炒酸枣仁、合欢皮等；舌苔白厚腻者，加藿香、佩兰等；舌边齿痕者，加党参、白术、茯苓等。

功效：解毒化浊，通降和络，滋阴养血。

主治：适用于脂肪肝的治疗。

按：李佃贵教授提出“浊毒致病”学说，认为脂肪肝乃饮食、情志致浊毒内蕴，壅塞肝络。本方以“通降”为法，通过利湿、解毒、活血多层次干预，逆转肝内脂浊沉积，与西医“改善代谢、抗炎保肝”机制不谋而合。化浊解毒护肝方为国医大师李佃贵治疗脂肪肝的经验方，其组方紧扣“浊毒内蕴、肝络瘀滞”核心病机，融“解毒、化浊、通络、调肝”四法于一体，体现“通降和络、调和气血”的学术思想。本方化浊解毒为君：泽泻、决明子、茵陈、虎杖利湿泻浊，清热解毒，其中泽泻渗湿降脂，决明子清肝通便，茵陈疏肝利胆，虎杖活血解毒，四药协同化解肝内浊毒；生薏苡仁、苍术健脾燥湿，绝浊毒生成之源，符合“治肝先实脾”之原则。通降和络为臣：山楂消脂化瘀，姜黄破血行气，延胡索活血止痛，三药针对脂肪肝“痰瘀互结”之病理特点，共奏通络散结之效。疏肝调气为佐使：柴胡疏肝解郁，郁金活血凉血，二者调畅气机，防止浊毒郁久化热。本方适用于脂肪肝属浊毒内蕴、肝脾不调证，症见胁痛、口苦、舌苔腻、脉弦滑者。临证需灵活加减：气滞甚者（腹胀、嗳气），加莱菔子、枳实、大腹皮等；痰湿重者（苔厚腻、恶心），加法半夏、竹茹、藿香；瘀血明显（胁痛固定、舌暗）者，加丹参、赤芍；脾虚为本（倦怠、齿痕舌）者，加党参、白术、茯苓。总体而言，本方以“化浊解毒”立法，组方严谨，加减灵活，治疗脂肪肝的临床疗效确切，充分体现中医“辨证与辨病结合”“宏观调态与微观靶向兼顾”的诊疗优势。

五、预防与调摄

1. **控制热量摄入** 避免过量饮食：热量过剩会导致脂肪堆积，使脂肪肝更严重。应根据个人情况控制每日摄入的热量。坚持科学合理的饮食习惯，结构合理是关键。原则是低糖、低脂、低盐，保证优质白质、膳食纤维、维生素、微量元素等供给。碳水化合物供能达到 50%~60%，蛋白质供能占 15%~20%，脂肪供能占 10%~15%。每天食用绿色蔬菜要达到 400~500g,且以绿色叶菜为主。蛋白质中优质蛋白要占到总的蛋白供能的 1/2 以上。要避免摄入过多动物油脂。一日三餐要定时、定量,三餐能量分配按照早 30%、中 40%、晚 30% 为原则,饥饿时可以选择加餐,加餐的能量要从全天需要能量中减去,加餐食物的选择以健康为主要标准,不能随意选择一些零食和加工食品。保持健康体重:超重或肥胖者应通过合理饮食和运动减重,但避免过快减重,以免加重肝脏负担。

2. 辨证施膳

(1)小米莲子粥或山药薏苡仁粥:小米 100g,佛手 10g,莲子 15g;或山药 20g,薏苡仁 30g,米适量,煮粥。这两种粥具疏肝健脾、化湿利浊的作用,适用于肝郁脾虚、痰湿阻滞者。

(2)益气化痰消脂茶:绞股蓝 15g,炒决明子 10g,荷叶 10g,炒山楂 10g,煮水代茶饮,不拘时服。本茶饮具有益气除湿,化痰消脂的作用,适用于气虚体胖的痰湿体质者。

(3)行气化湿通便茶:苍术 10g,陈皮 10g,莱菔子 10g,炒决明子 15g,以沸水冲泡或煮水代茶饮。本茶饮具行气除湿的作用,适用于体型肥胖,大便黏滞不畅、舌苔厚腻者。

3. 适量运动 每周至少进行 150 分钟中等强度运动,如快走、游泳等。建议根据患者兴趣并以能够坚持为原则选择体育锻炼方式,以增加骨骼肌质量和防治肌少症。例如:每天坚持中等量有氧运动 30 分钟,每周 5 次,或者每天坚持高强度有氧运动 20 分钟,每周 3 次,同时做 8~10 组抗阻训练,每周 2 次。保持健康的体重和腰围是预防和治疗非酒精性脂肪性肝病及其合并症最为重要的治疗措施。

4. 定期监测 监测肝功能、血脂、血糖等指标,及时调整饮食和生活方式。有肥胖症、糖尿病、高脂血症、脂肪肝家族史者,应加强自我保健意识,定期进行健康检查,动态了解自身身体健康状况,发现问题并及时采取相关措施,避免病情恶化。

5. 总结 脂肪肝患者应通过控制热量,减肥、增加纤维的摄入量、适当摄入蛋白质、限制酒精和糖分的摄入,结合运动,改善病情。定期监测健康状况,必要时咨询医生或营养师。通过这些调整方法,脂肪肝患者可以有效控制其病情,促进肝脏健康。

第十一章　大瘕泻

一、概　　述

溃疡性结肠炎（ulcerative colitis，UC）是炎症性肠病的一种，临床表现包括黏液脓血便、腹痛、腹泻、里急后重等胃肠道症状和其他全身症状。近年来UC成为研究热点，其易复发，病程迁延难愈，UC患者患结直肠癌的风险比正常人高出1~10倍，世界卫生组织将其列为难治性疾病之一。目前西医治疗UC效果欠佳，较多患者治疗后不能达到有效缓解，或日久失去应答，而研究表明，中医中药可有效改善UC患者的症状和预后。

二、病因病机

炎症性肠病（如溃疡性结肠炎、克罗恩病）属中医学“肠澼”“久痢”“休息痢”“大瘕泄”等范畴，病因病机复杂，多与湿热、脾虚、肝郁、瘀血、肾虚等因素相关。中医强调“天人相应”，地域气候、饮食起居对疾病的发生发展影响深远。岭南地区气候湿热，当地人易感外邪，加之现代生活节奏快、饮食不节，湿热蕴结、脾虚湿滞、肝脾失调等病机尤为突出。何炎燊教授及岭南医家结合地域特点，提出本病以“湿热内蕴为本，脾虚肝郁为标，久病及肾、瘀阻肠络”为核心病机，治疗注重清热化湿、健脾调肝、活血通络、补益脾肾等法。

1. **湿热内蕴，肠络受损**　《素问·太阴阳明论》有云：“食饮不节，起居不时者，阴受之。阴受之则入五脏，入五脏则䐜满闭塞，下为飧泄，久为肠澼。”岭南气候湿热，若饮食不节，过食肥甘厚味或生冷，则易使脾胃运化失职，湿热壅滞肠道，灼伤血络，故见腹痛、泻下赤白黏液。

2. **脾虚湿盛，运化失司**　《景岳全书》有言：“泄泻之本，无不由于脾胃。”素体脾虚或久病劳倦，致中焦虚弱，水湿不化，湿浊下注大肠，发为泄泻反复；湿郁化热，与气血搏结，则见脓血便。何炎燊教授认为，本地居民多兼脾虚湿盛之体，外湿引动内湿，故治疗强调“健脾化湿，升清降浊”。

3. **肝郁脾虚，气机失调**　情志失和，肝气犯脾，脾失健运，升降失调；或忧郁思虑，脾气不运，土虚木乘，升降失调，清浊不分，而成泄泻。《景岳全书》提到，“厥阴之胜……少腹痛”，情志化火、郁而成毒，热灼血络而导致患者出现“便血”“腹痛”“下脓血”“下白沫”等证，与现代医学对溃疡性结肠炎认识相符。

4. **瘀血阻络，肠腑壅滞**　久病入络，瘀血阻滞。湿热久羁，壅遏气血，或久泻伤络，血溢脉外，瘀血内停，肠络痹阻，故见腹痛固定、便血色暗、舌质紫暗。周福生教授主张“瘀去则新生”，以少腹逐瘀汤加减活血化瘀，辅以三七、地榆炭化瘀止血，兼调气机以助血行。

5. **脾肾阳虚，固摄无权**　《景岳全书》中提到：“久泻无火，多因脾肾之虚寒。”久病迁延，脾虚及肾，命门火衰，不能温煦脾土，肠道失固，致五更泄泻、完谷不化、形寒肢冷。何炎燊教授善用四神丸合附子理中汤温补脾肾，强调“补火生土”以复脏腑气化之机。

三、辨证治疗

1. 脾胃湿热证

【症状】腹痛，腹泻，便下黏液脓血，肛门灼热，里急后重，身热，小便短赤，口干口苦，舌质红，苔黄腻，脉滑数。

【治法】清热化湿。

【方药】葛根芩连汤加减或加味白头翁汤（何老古方化裁）。

葛根芩连汤加减：葛根 20g，黄芩 15g，黄连 15g，炙甘草 5g。

加味白头翁汤（何老古方化裁）：白头翁 15g，秦皮 15g，黄连 12g，黄柏 12g，白芍或赤芍 10g，木香（后下）5~10g。

【加减】脓血便明显者，加地锦草、马齿苋等；血便明显者，加地榆、槐花、茜草等。

2. 脾虚湿阻证

【症状】大便溏薄，黏液白多赤少，或为白冻，腹痛隐隐，脘腹胀满，食少纳差，肢体倦怠，神疲懒言，舌质淡红，边有齿痕，苔白腻，脉细弱或细滑。

【治法】健脾益气，化湿助运。

【方药】香连理中汤（何老新订方）：详见第三章。

【加减】大便黏液，食物不消化者，加焦山楂、炒麦芽；脾病及肾，畏冷腰酸者，加补骨脂、巴戟天。

3. 上热下寒证（寒热错杂证）

【症状】下痢稀薄，夹有黏冻，大便次数频繁，反复发作、便时少腹作痛，并且心胸烦热、疼痛时常与腹泻交替出现。常伴有面色苍白、形体消瘦、胃脘嘈杂、纳呆、四肢发冷、倦怠乏力、恶心欲吐。舌质淡红或淡暗，苔薄黄或黄腻，脉沉弦或沉细。

【治法】温中清热，涩肠止泻。

【方药】加减乌梅丸（汤）（何老以古方化裁）。

详见第三章。

4. 肝郁脾虚证

【症状】腹痛即泻，泻后痛减，常因情志或饮食因素诱发大便次数增多，大便稀溏，或黏液便，情绪抑郁或焦虑不安，嗳气不爽，食少腹胀，舌质淡红，苔薄白，脉弦或弦细。

【治法】疏肝健脾止泻。

【方药】疏肝止泻方（何老新订方）。

详见第三章名家验方。

5. 脾肾阳虚证

【症状】久泻不止，夹有白冻，甚则完谷不化，滑脱不禁，形寒肢冷，腹痛喜温喜按，腹胀，食少纳差，腰酸膝软，舌质淡胖，或有齿痕，苔薄白润，脉沉细。

【治法】补肾火，暖脾土，扶元气。

【方药】附子理中汤合加味四神丸（何老以古方化裁）。

附子理中汤详见第五章。

加味四神丸详见第三章。

6. 阴血亏虚证

【症状】排便困难，粪夹少量黏液脓血，腹中隐隐灼痛，午后低热，盗汗，口燥咽干，头晕目眩，心烦不安，舌红少津，少苔或无苔，脉细数。

【治法】清热养阴。

【方药】加味黄连阿胶汤（何老以古方化裁）：详见第三章。

7. 食毒蕴结证

【症状】腹泻，好于食用肥甘厚腻，舌苔白厚腻，脉滑。

【治法】消食解毒理脾。

【方药】消食解毒理脾汤。

白头翁 15g，秦皮 15g，黄连 8g，黄柏 10g，草果 20g，缩砂仁 15g，葛根 20g，白扁豆（姜制炒）30g，甘草 15g，乌梅肉 15g，炒山楂 15g，炒稻芽 30g，炒麦芽 30g，炒莱菔子 15g。

四、医案解要

（一）何炎燊医案

黄某，女，23 岁，1995 年 9 月 25 日初诊。

【病史】患者 1 年前无明显诱因出现腹胀，进食后加重，伴大便不成形、无黏液脓血便，每日 3~4 次，既往于当地医院行结肠镜检查示：溃疡性结肠炎（未见具体报告），当地医院予药物治疗半年余，症状仍反复发作，未见明显好转。

【刻下症】患者现神清，精神可，腹胀以脐周为主，进食后症状加重，纳差，乏力，大便不成形，每日 2~3 次，舌淡红，苔白腻，脉弦细。

【诊断】

西医诊断：溃疡性结肠炎。

中医诊断：大瘕泻（脾虚湿盛兼肝郁气滞）。

【治法】疏肝健脾，行气祛湿。

【方药】疏肝止泻方（何老新订方）加减。

详见第三章名家验方，方中加佛手、厚朴、鸡内金、茵陈、薏苡仁、蒲公英、法半夏。

【二诊】患者大便不成形状况明显缓解，大便每日 1 次，何老以疏肝健脾，行气祛湿为法，初诊时以柴胡、佛手行气疏肝，枳实、厚朴行中焦气滞，鸡内金消食和胃，茵陈、茯苓、薏苡仁、蒲公英利湿，法半夏燥湿消痞，患者腹泻较前明显缓解，二诊则继以此法为基础，嘱患者继服此药。

【三诊】患者服药一个月后，复诊诉无腹胀，现大便成形，每日 1~2 次，无其他不适。

【按】溃疡性结肠炎属于现代医学炎症性肠病一类，其病因复杂，发病机制尚不明确，目前西医治疗以氨基水杨酸制剂、免疫抑制剂、糖皮质激素类药物等对症治疗为主，疗效欠佳，副作用大，症状易于反复。本病属大瘕泻，缓解期在中医属泄泻范畴，以大便次数增多、大便稀烂、腹痛腹胀、肠鸣为主要症状，病因主要与感受外邪、饮食所伤、情志失调、脾胃虚弱、脾肾阳虚等因素有关。其致病因素主要以湿邪为主，即《难经》所谓“湿多成五泄”，结合本案病例特点，证属肝郁脾虚，湿邪困脾，何老以疏肝健脾，行气祛湿为法，处方中柴胡既可疏解解郁，又可升清阳以止泻，用为君药；白芍养血敛阴，与柴胡相配，一升一敛，使郁热透解而不伤阴，为臣药；佐以枳实、佛手行气散结，以增强疏畅气机之效；法半夏、厚朴燥湿除满，行气消胀，白术、茯苓祛湿健脾，鸡内金消食和胃，茵陈、蒲公英、薏苡仁清热利湿。患者尚年轻，正气尚存，脏腑气血尚足，病进不深，以一法贯彻始终，亦见明显疗效，关键在直中病机，对症下药。

（二）董明国医案

黎某，女，42岁，2015年2月10日初诊。

【病史】患者20年前因腹痛、腹泻、黏液脓血便等症状就诊于当地医院，诊断为溃疡性结肠炎，后因大便不成形、黏液便等症状反复发作就诊于多家医院，症状均未见缓解。患者2个月前无明显诱因出现大便不成形，每日3~4次，无脓血便，伴左下腹隐痛，肠鸣，畏寒，纳寐可。

【刻下症】患者大便不成形，每日3~4次，心烦，无脓血便，伴左下腹隐痛，肠鸣，畏寒，纳寐可，舌淡暗，苔薄黄，脉缓。

【诊断】

西医诊断：溃疡性结肠炎。

中医诊断：大瘕泻（寒热错杂证）。

【治法】温中清热，涩肠止泻。

【方药】加减乌梅丸（汤）（何老以古方化裁）。

详见第三章，方中加诃子、赤石脂、砂仁、补骨脂、地榆炭、熟附子、花椒。

【二诊】患者诉服用上药一周后，现大便正常，每天1次，成形，无心烦，仍有肠鸣，口淡，畏寒，舌暗红，苔薄白，脉缓。董教授四诊合参，认为患者虽泄泻已止，已无热象，但仍有脾肾阳虚之象，需加强温补脾肾之力，巩固疗效，调整方药如下：补骨脂10g，肉豆蔻10g，五味子5g，吴茱萸3g，白术15g，赤石脂15g，乌梅8g，砂仁（后下）5g，诃子15g，党参15g，炙甘草5g，白芍15g。共10剂，日1剂，分2次早晚温服。

【三诊】患者服药十剂后症状明显缓解，继以此法为基础加减治疗半年，患者大便正常，无其他明显不适。

【按】本案患者证属寒热错杂，董教授首诊选用乌梅丸温中清热，涩肠止泻，方中乌梅、诃子涩肠止泻，赤石脂、补骨脂温阳止泻，地榆炭收敛止泻，干姜、熟附子、花椒温肾暖脾，以除脏寒，白术、砂仁益气健脾行气燥湿，白芍养血和血。因患者热象明显，以黄连、黄柏苦寒清热。二诊患者热象消失，脾肾阳虚明显，以乌梅丸合四神丸加减，治以温肾暖脾，益气止泻，方中补骨脂温肾暖脾为君；吴茱萸代附子，既能温中散寒，又能制肝木亢盛；肉豆蔻温脾暖胃，涩肠止泻为臣，二者相配，脾肾兼治，使命门火足则脾阳得以健运，温阳涩肠之力相得益彰；五味子、乌梅、诃子酸敛固涩；党参、白术益气健脾；砂仁温中化湿；白芍养血和血。乌梅丸出自《伤寒论》，主治胃热肠寒的蛔厥症，又主久痢，全方酸、甘、苦、辛并列，为寒热并用，虚实并举。临床上可根据患者的具体症状，灵活选取运用，即方为一体，但症见不同，药物取舍用之，变化出焉，甚有巧思。

（三）董明国医案

梁某，女，55岁，2005年2月10日初诊。

【病史】患者2年前无明显原因出现大便不成形，每日行5~6次，伴黏液，偶有血样便，无腹痛腹胀，无反酸嗳气，无恶心呕吐，无胸闷心悸，无发热恶寒，行结肠镜检查诊断为“溃疡性结肠炎”，予西药治疗后大便不成形，便血间作等症状未见明显改善。

【刻下症】患者现神清，精神可，大便不成形，每日行5~6次，伴黏液，偶有便鲜血，无里急后重感，无腹痛腹胀，无恶心呕吐，无头晕头痛，无发热恶寒，纳寐可，小便正常。舌淡暗苔白腻，脉弦细。

【诊断】

西医诊断：溃疡性结肠炎。

中医诊断：大瘕泻（脾胃虚寒证）。

【治法】温中散寒，健脾止泻。

【方药】附子理中汤加减。

黑顺片（先煎）10g，干姜10g，白术10g，陈皮10g，熟党参10g，茯苓15g，木香10g，黄连6g，白芍15g，五指毛桃30g，甘草5g。共7剂，日1剂，分2次早晚温服。

【二诊】4剂药后，患者大便情况好转，每日行1~2次，黏冻消失，精神明显好转，原方再进 10 剂，诸症全除，守原方 14 剂善后。

【按】脾与胃同居中焦，以膜相连，一脏一腑，互为表里，共主升降，故脾病多及于胃，胃病亦可及于脾。若脾阳不足，则寒自内生，胃失温养，故见胃痛隐隐，绵绵不休，喜温喜按，神疲纳呆；脾阳不足，则手足不温，大便溏薄；中焦虚寒，统血无力，血溢胃肠，故见便血。本医案中患者诊断为溃疡性结肠炎，结合该病的临床特点及患者舌脉象，辨病与辨证相结合，本病为里有脾胃虚寒所致下利便血。内寒积肠胃，导致大便带有黏液，甚至便血。对于本案患者，董教授运用附子理中汤加减治之，附子理中汤出自《三因极一病证方论》卷二，有补虚回阳、温中散寒之效，主治五脏中寒，口噤，四肢强直，失音不语，郑钦安在《医理真传》中云“非附子不能挽欲绝之真阳，非姜术不足以培中宫之土气”，附子温补先天真阳，干姜温胃散寒，白术健脾燥湿、补中宫之土。党参代人参刚柔相济补气益阴，甘草调和上下最能缓中，补后天脾土，五味药配合得当，治疗中下焦虚寒、火不生土诸证。另加五指毛桃加强健脾之功，陈皮、茯苓健脾祛湿，白芍养阴和血，木香疏肝行气，黄连燥湿止泻，全方共奏温中散寒，健脾止泻之功。

名家验方

1. 消食解毒理脾方（董明国方）

组成：白头翁 15g，秦皮 15g，黄连 8g，黄柏 10g，草果 20g，缩砂仁 15g，葛根 20g，白扁豆（姜制炒）30g，甘草 15g，乌梅肉 15g，炒山楂 15g，炒稻芽 30g，炒麦芽 30g，炒莱菔子 15g。

加减：肝火犯胃呕恶者，加竹茹；气机不畅，胸脘痞痛者，加百合、乌药；火郁经脉，两胁少腹闪痛者，加川楝子、延胡索；晕甚旋转欲倒者，加钩藤、蒺藜。

功效：消食解毒理脾。

主治：食毒瘀阻，湿毒壅滞，脾虚湿困证。

按：消食解毒理脾方为董教授自拟的治疗 UC 经验方，组方以白头翁汤、缩脾饮、三星汤等化裁而成。白头翁汤在《伤寒论》中主治热痢。江昂在《医方集解》中有言：“此足阳明、少阴、厥阴药也。白头翁苦寒能入阳明血分，而凉血止痢；秦皮苦寒性涩，能凉肝益肾而固下焦；黄连凉心清肝，黄柏泻火补水，并能燥湿止痢而厚肠，取其寒能胜热，苦能坚肾，涩能断下也。”“缩脾饮”始见于宋《太平惠民和剂局方》，所谓“缩”者，乃因脾为湿困，则倦怠不收，失其健运之能，故用补脾燥湿之品，以“缩”其倦怠不收之病理。三星汤是许尤佳教授针对小儿脾虚积食的经验方，方中炒山楂消肉食；炒麦芽、炒稻芽消淀粉面食；此方平性偏温，不寒凉，适合于脾胃脏腑功能虚弱的UC患者。董明国教授在方中还加了炒莱菔子，它在方中有行气作用，适合于有便秘症状的患者。李中梓有言：“其子下气犹捷，有推墙倒壁之功。”黄元御在《玉楸药解》中提到莱菔子可利气消谷。

2. 疏肝止泻汤（何炎燊方）

组成：柴胡15g，白芍18g，枳实10g，炙甘草5g，党参20g，白术15g，茯苓15g，陈皮5g，砂仁（后下）5g，炒麦芽25g，乌梅肉10g，秦皮12g。

加减：气虚甚，面白短气者，加黄芪；兼内热，大便黏液多，里急肛热者，加黄连，夹有血液者，加地榆；纳呆嗳气者，加山楂、鸡内金。

功效：疏肝健脾止泻。

主治：脾虚肝旺，证见腹痛隐隐，肠鸣时作，大便溏软夹少量黏液，胁脘痞胀，纳呆嗳气，面色不华，肢体倦怠。

按：病情不重，大便每日一两行，但始终不成形；腹痛感不强，但时作时止；病程漫长，饮食起居稍有不慎，常致反复。病因既是饮食劳倦伤脾，故治法以补脾为主，脾虚则肝木乘之，故以疏肝为辅。五味异功散是补脾主方，而四逆散则是疏肝要药，两者合用，乃肝脾同治之法。脾虚则运化失司，食积内停，故以砂仁运之，麦芽消之。乌梅肉、秦皮既能涩肠止泻，又能清热消炎，全方补而不滞，清而不克，坚持服用，日久自能生效。

3. 加减乌梅丸

组成：乌梅肉10g，黄连10g，黄柏10g，败酱草20g，干姜（炮黑）12g，吴茱萸6g，党参20g，当归15g，白术15g，细辛5g，桂枝10g，白芍15g，防风10g。

加减：腹痛者，加砂仁、木香；便血者，加地榆炭；大便溏滞酸腐者，加焦山楂、炒麦芽；泄泻日久者，可酌加诃子、罂粟壳。

功效：温中清热，涩肠止泻。

主治：寒热虚实错杂，证见腹中隐痛，肠鸣则泻，先泻溏便，后解黏液或夹脓血，受凉则泻甚，情绪紧张则病增，纳呆脘闷。

按：乌梅丸是仲景治吐蛔泄泻之祖方，何炎燊教授今用治慢性结肠炎之久泻。此种泄泻并非少阴寒厥之洞泄清谷，而是泻痢并见，故不需附子之温补，而改用吴茱萸，既能祛寒，又能制木，配方中之党参、干姜即吴茱萸汤治中寒泄利之义，配黄连则是左金丸。非有蛔虫，花椒可不用，加白术、白芍、防风，是痛泻要方，因此种泄泻多伴随腹痛，且泻后痛仍不减也。仲景用败酱草治肠痈，可知此药消炎之力甚强，与黄连、黄柏为伍共奏苦寒清热燥湿坚肠之功。慢性结肠炎多是寒热虚实错杂之病，故用寒温补泻多方配合之法治之。病情急骤之际，先用汤剂，待病情稳定后，用丸剂缓缓调治。

4. 加减黄连阿胶汤

组成：黄连10g，黄芩15g，白芍20g，阿胶（烊服）15g，乌梅10g，地榆15g，甘草6g，银花炭12g。

加减：血痢色纯鲜者，加生地黄、侧柏叶；血痢色瘀暗者，加三七、蒲黄。

功效：清热、养阴、止血。

主治：热伤血络，下痢红白日久，红多白少，腹中热痛，午后低热，心烦口干，舌红苔黄干。

按："产后下利虚极，白头翁加甘草阿胶汤主之"（《金匮要略》）。尤怡曾言："热利下重，而当产后虚极，则加阿胶救阴，甘草补中生阴，且以缓连蘖之苦也。"今血痢日久，与妇人产后下痢，病虽稍异，其阴虚则同，何炎燊教授仿其法而变通之。因热伤血络，故用地榆、银花炭之入血分者以代白头翁、秦皮，又加白芍、乌梅平肝敛阴，故方名不用白头翁汤而用黄连阿胶汤也。此方治血痢伤阴者效果较好。

特色疗法

中药保留灌肠治疗

操作方法：根据病情可在早晚或每晚睡前灌肠1次，灌肠后要变化体位，使药物均匀分布于病变处。灌肠时，用药体积以120~150ml，药液温度以39℃左右，时间以睡前排便后为宜。根据解剖特点及病变部位的不同采取不同卧位，如病变在直肠、乙状结肠与降结肠，应采取左侧位；病变在降结肠以上，应采取右侧位，臂部抬高30º。灌肠结束后，尽量保留药液1小时以上。

灌肠用药如下。

（1）活动期——溃结灌肠方

组成：败酱草30g，救必应30g，白及15g，青黛5g，毛冬青30g，晚蚕沙30g，地榆30g，甘草10g。

加减：大便次数多者，加五倍子；湿热重、黏液便者，加苦参；溃疡血便者，多加儿茶。

（2）缓解期——黄芪当归汤

组成：黄芪30g，地榆炭30g，当归5g，败酱草30g。

五、预防调摄

1. **生活调摄** 注意休息，重症者应卧床休息，轻症可适当活动，如散步、太极拳等，但应保证充分睡眠及休息。避免受凉、防止肠道感染。

2. **心理护理** 注意劳逸结合，生活有序，保持充足的睡眠。保持情绪稳定愉快，避免不良刺激，避免精神过度紧张。

3. **饮食护理** 注意饮食调节，以清淡、易消化、高维生素、低脂少渣及营养丰富的流质或半流质无刺激性饮食为主，避免食用牛奶或乳制品等含乳糖蛋白食品。忌食油腻、生冷、辛辣、煎炸等刺激性饮食。必要时可进行一些食疗，可以煲汤、粥，如莲子山药粥等。急性期重症者应禁食，采取静脉内营养治疗，使肠道休息，避免可能引起肠道过敏的过敏原。

4. **皮肤护理** 保持臀部清洁干燥，便后用温水擦洗，肛周涂油保护。长期卧床者注意皮肤护理，如臀部及肛门等，必要时可外擦万花油于长期受压的皮肤面。

第十二章　胃疡

一、概　述

胃疡是周期性、节律性上腹部疼痛的胃脘部疾患。消化性溃疡（peptic ulcer，PU）是指在各种致病因子的作用下，消化道黏膜发生炎性反应与坏死、脱落，形成溃疡，病变可达黏膜肌层、固有肌层，更深者可穿透浆膜层。病变可发生于食管、胃或十二指肠，也可发生于胃 - 空肠吻合口附近或含有胃黏膜的梅克尔憩室内，其中以胃、十二指肠最常见。

胃疡的病位在胃，与肝、脾二脏的功能失调密切相关。其基本病机为胃之气机阻滞或脉络失养，致胃失和降，不通则痛，失荣亦痛。

胃疡是以患者自觉周期性、节律性上腹部疼痛及反酸、嗳气等症状为主的病症。

二、病因病机

PU 的病因主要包括外感寒邪，内客于胃；饮食不节，食滞伤胃；情志内伤，肝气犯胃；素体脾虚，后天失养等。PU 的病机为胃气壅滞，失于和降，致不通则痛，或胃失濡养，致不荣则痛。PU 初起多为外邪、饮食、情志、药毒、劳倦等一种或多种病因致病。病机多由肝气犯胃，气血瘀阻；寒邪客胃，寒凝血滞；食滞胃肠，郁热内生，临床多表现为实证。发病日久则由气及血，因实致虚，或素体脾胃虚弱，气血运化无力，血分瘀阻，因虚致实而虚实夹杂。

三、辨证治疗

1. 肝胃不和证

【症状】主要症候：胃脘灼热疼痛，口干口苦；次要症候：胸胁胀满，泛酸，烦躁易怒，大便秘结；舌脉：舌红，舌苔黄，脉弦数。

【治法】疏肝理气，和胃止痛。

【方药】柴胡疏肝散加减。

北柴胡 9g，香附 9g，川芎 9g，陈皮 9g，白芍 9g，枳壳 6g，炙甘草 6g。

【加减】心烦易怒者，加佛手、青皮、栀子；口干者，加石斛、沙参；畏寒者，加高良姜、肉桂；反酸者，加黄连、吴茱萸；嗳气明显者，加赭石、旋覆花。

2. 脾胃虚寒（弱）证

【症状】胃痛隐隐，喜温喜按，劳累或受凉后发作或加重，泛吐清水，纳呆食少，神疲倦怠，手足不温，大便溏薄。舌淡苔白，脉虚弱。

【治法】温中健脾，和胃止痛。

【方药】加减黄芪建中汤（何老古方化裁）或香砂六君子汤加减（何老新订方）。

加减黄芪建中汤：黄芪 30~50g，白芍 10~20g，桂枝 10g，党参 15~25g，炙甘草 5g，大枣肉 5~10g，山药 20~30g，炒麦芽 15~30g，陈皮 5g，干姜 5g。

香砂六君子汤加减：党参 20g，白术 10g，茯苓 20g，甘草 5g，陈皮 10g，半夏 10g，砂仁 10g，木香 10g。

【加减】脘腹痞满，不欲饮食，便溏，每日 2~3 次者，加生薏苡仁、生石榴皮，或加炒麦芽、炒谷芽、神曲、鸡内金。

3. 肝胃郁热证

【症状】胃脘胀痛，或伴胀满不适，嗳气频作，胁肋胀痛，胸闷不舒，症状因情绪因素诱发或加重。舌苔薄白，脉弦。

【治法】疏肝和胃，理气止痛。

【方药】化肝煎合左金丸加减。

药物组成：陈皮 12g，青皮 9g，牡丹皮 9g，栀子 9g，白芍 15g，浙贝母 9g，泽泻 9g，黄连 6g，吴茱萸 3g。

【加减】口干明显者，加北沙参、麦冬、石斛；恶心者，加姜半夏、竹茹；舌苔厚腻者，加苍术；便秘者，加枳实、瓜蒌仁。

4. 脾胃湿热证

【症状】胃脘闷痛或痞满，食少纳呆，恶心欲呕，口干口苦，身重困倦，小便短黄。舌质红，苔黄腻，脉滑或数。

【治法】清热除湿，理气和中。

【方药】连朴饮或半夏泻心汤加减（何老古方化裁）。

黄连 5~10g，厚朴 10~15g，石菖蒲 10~12g，制半夏 10~15g，黄芩 10~15g，芦根 10~15g，茵陈 10~15g，生薏苡仁 20~30g。

脾虚胃热，寒热错杂证者，可选用半夏泻心汤加减：半夏 15g，党参（视病情需要，可分别用红参、太子参）20g，黄连 5~10g，黄芩 10g，干姜 5~15g，炙甘草 5g，百合 15g，乌药 10g。反酸明显者，加白及、延胡索、煅瓦楞子。

5. 胃阴不足证

【症状】胃脘灼热疼痛，胃中嘈杂，似饥而不欲食，口干舌燥，大便干结。舌红少津或有裂纹，苔少或无，脉细或数。

【治法】养阴益胃，和中止痛。

【方药】加减麦门冬汤（何老古方化裁）。

麦冬 12g，太子参 20g，北沙参 15g，半夏 10g，甘草 5g，山药 20g，百合 20g，乌药 10g，石斛 15g，稻芽 25g。

【加减】气滞疼痛，胸痞脘痛者，加服金铃子散；有淤血者，加乳香、没药。

6. 胃络瘀阻证

【症状】主要证候：胃脘胀痛或刺痛，痛处不移。夜间痛甚；口干不欲饮；呕血或黑便。舌脉：舌质紫暗或有瘀点、瘀斑；脉涩。

【治法】活血化瘀，行气止痛。

【方药】失笑散合丹参饮加减。

生蒲黄（包煎）12g，五灵脂（包煎）15g，丹参 15g，檀香（后下）3g，砂仁（后下）3g。

【加减】黑便者，加三七、白及、仙鹤草，或口服裸花紫珠，每次 3g，每日 3 或 4 次；畏寒重者，加炮姜、桂枝；乏力者，加黄芪、党参、白术、茯苓、甘草。

四、医案解要

（一）董明国医案

李某，男，48 岁，2022 年 11 月 15 日初诊。

【病史】患者胃脘部胀痛不舒，伴反酸 3 个月余，加重 5 天。自感上腹部餐后疼痛，胃脘区痞塞，灼热感，胸膈满闷，嗳气则舒，按之不痛，触之无形，望无胀大，恶心欲呕，反酸，纳呆，大便质稀，舌淡稍暗苔黄腻，脉滑，口苦口臭。5 天前饮酒后上述症状加重。曾口服奥美拉唑，症状好转但反复。

【刻下症】患者上腹部餐后疼痛，胃脘区痞塞，灼热感，胸膈满闷，按之不痛，触之无形，望无胀大，恶心欲呕，大便质稀，舌淡稍暗苔黄腻，脉滑，口苦口臭。

【辅助检查】电子胃镜结果显示：胃溃疡（A1期）慢性胃炎伴糜烂。生化全套、血常规、血淀粉酶正常。幽门螺杆菌检测结果为阴性。

【诊断】

西医诊断：胃溃疡（A1期）慢性胃炎伴糜烂。

中医诊断：胃脘痛（脾胃气虚、湿热蕴结证）。

【治法】健脾醒胃，清热化湿。

【方药】加味半夏泻心汤。

半夏15g，黄芩10g，黄连10g，干姜10g，党参20g，大枣10g，陈皮15g，乌药15g，救必应15g，蒲公英15g，甘草5g，7剂，水煎温服，每日1剂。

【二诊】患者诉胃脘区痞满不适改善，疼痛缓解，无恶心欲呕感，纳食较前增加，大便质稀，小便正常，舌淡稍暗苔黄腻，脉滑。湿热渐化，原方加砂仁以醒胃。处方：半夏10g，黄芩10g，黄连8g，干姜10g，党参20g，大枣10g，陈皮10g，乌药10g，救必应10g，蒲公英10g，甘草5g，砂仁（后下）5g，7剂，水煎温服，每日1剂。

【三诊】患者胃脘区不痛不胀，纳可，大便正常，仍嗳气、反酸，舌边红苔腻，脉弦滑。脾得健运，但肝胃郁热，宜兼泻肝泄热。处方：半夏10g，黄芩5g，黄连5g，干姜5g，太子参20g，大枣10g，陈皮10g，乌药10g，吴茱萸5g，甘草5g，砂仁5g（后下），10剂，水煎温服，每日1剂。药毕，诸证基本消失，大便也基本正常。

【按】岭南地区为湿热之地，该地区居民多湿热之体质，但间见寒热错杂之证。故配伍用药中常于寒剂中加一两味热药，热剂中加一两味寒药。“胃脘痛”之名最早见于《黄帝内经》，如《素问》中指出“胃病者，胃脘当心而痛。”并首先提出胃痛的发生与肝、脾有关，如《景岳全书》中提到“木郁之发，民病胃脘当心而痛。”胃痛常伴有食欲不振、恶心呕吐、嘈杂泛酸、嗳气吞腐等消化道症状。热郁胃中，故胃中有烧灼感；胃气郁滞，失于和降则嗳气频多，嘈杂，胸闷；胃火炽盛则泛酸，口苦；火盛津亏则口干欲饮，大便质干；舌苔薄黄，脉滑，皆为热盛之象。辨证属湿热中阻证。治拟泻肝和胃，清泻郁热。本例选药苦辛酸甘，收散并用，寒热共调，攻补兼施，药用精当合理，配伍巧妙贴切，故疾病得以告痊。

（二）董明国医案

曾某，男，34岁，2024年6月12日初诊。

【病史】患者上腹部疼痛1个月。1个月前熬夜加班后出现上腹部疼痛，饥饿时明显，餐后得舒，伴反酸嗳气，上腹胀，畏寒，纳呆，乏力不适，大便稀烂，困倦欲眠，口干不苦，遂来就医。舌面潮湿裂纹、淡胖大齿印，脉无力。

【刻下症】患者上腹部疼痛，饥饿时明显，餐后得舒，伴反酸嗳气，时作上腹胀，畏寒，纳呆，乏力不适，大便干结，困倦欲眠，口干不苦，喜热饮。

【辅助检查】电子胃镜结果显示：十二指肠溃疡（A1）慢性胃炎。

【诊断】

西医诊断：十二指肠溃疡（A1期）慢性胃炎。

中医诊断：胃疡（脾胃气虚）。

【治法】益气健脾，和胃止痛。

【方药】香砂六君汤加减。

陈皮（后下）5g，党参20g，茯苓15g，姜半夏15g，麸炒白术15g，炙甘草5g，干姜3g，大枣20g，木香（后下）10g，砂仁（后下）5g，乌药15g，海螵蛸15g。

【二诊】患者疼痛、腹胀部分缓解，少许畏寒反酸，胃纳较前改善，大便较前成形，乏力之症状减轻，面色较前光泽，睡眠较前踏实，醒后精力充沛，口稍干。原方陈皮加至15g，党参改至30g，干姜改5g，炙甘草加至10g，加白芍20g，蒲公英20g，10剂，药毕，诸证基本消失。

【按】董教授认为岭南人多嗜食生冷厚腻、瓜果海鲜，人体脾胃中土之气薄弱，脾胃虚弱，是溃疡病发病的病理基础；患者素体不足，或劳倦过度，或饮食所伤，或久病脾胃受损，均可引起脾胃虚弱。脾阳不足，则寒自内生，胃络失于温养，致虚寒胃痛，空腹较甚，进食后胃脘得以食物温煦，故得食略安，饮热水疼痛可减。胃失和降，气机壅滞，也会影响肝的疏泄功能，即"土壅木郁"，有时泛酸、嗳气、嘈杂。脾胃虚弱，运化失职，水湿停滞。

善治者，唯有调和脾胃，故宜健脾益气以达"四季脾旺不受邪"，方以香砂六君为基础，益气健脾，行气和中，辅以乌药、海螵蛸和胃止痛，温阳止痛，干姜与炙甘草相配辛甘草化阳。全方通补兼施，补而不腻，通而不泻，善于疏肝行气，即所谓"培土泄木"，胃气舒展，气机畅达，则增强上药镇痛之功。首诊时患者口干，考虑因脾虚导致气机不畅，水湿停滞，而致口干。此口干非玄参麦冬之辈能缓解，应健脾补中，二诊时患者口干之症状较前好转，加大党参、干姜用量以增强补中健脾之效，加白芍与炙甘草酸甘化阴，加蒲公英甘寒以防党参、干姜温燥，陈皮加量增强行气宽中之效，补而不滞。

（三）何世东医案

陈某，男，45岁，2020年7月15日初诊。

【病史】患者反复胃脘疼痛10年余，遇忧思烦恼时症状发作或加重，伴有胁肋胀痛，泛酸嘈杂，口干口苦，矢气则舒，偶有嗳气，善太息，10年来如发作时自服奥美拉唑，西咪替丁，陈香露白露片，多潘立酮片都能缓解，近期因饮食不节，情绪忧思出现胃灼热痛，胁胀明显，自服胃药奥美拉唑无效。

【刻下症】患者胃痛连两胁，胸闷嗳气加重，泛酸嘈杂，口干口苦，大便不畅，舌质红苔薄黄，脉弦细。

【辅助检查】胃镜查示：胃溃疡；慢性糜烂性胃炎。

【诊断】

西医诊断：胃溃疡；慢性糜烂性胃炎。

中医诊断：胃疡（肝胃不和）。

【治法】疏肝健脾，和胃止痛。

【方药】柴胡疏肝散合左金丸加减。

柴胡10g，白芍15g，枳实10g，黄连5g，吴茱萸5g，豆蔻10g，（醋）香附10g，佛手10g，莪术10g，每日一剂，连煎两次，煎药后混合，分两次温服，给药5剂。

【二诊】患者胃脘痛消失，偶有嗳气，泛酸水大便正常，舌质红苔薄黄，脉弦。初诊方加（法）半夏10g，紫苏梗10g，黄连10g，7剂，每日一剂，水煎内服。

【三诊】患者诉偶有嗳气，其余症状基本消失，舌苔薄腻，脉弦。处方：原方改用补中益气汤合黄芪建中汤加减。黄芪15g，白术15g，陈皮10g，茯苓15g，升麻10g，柴胡10g，当归10g，党参15g，桂枝10g，豆蔻10g，姜半夏10g，紫苏梗10g，沉香5g，7剂，日一剂，水煎内服。

【按】何教授认为现岭南地区的脾胃病具有时代性、地域性的特点，随着社会生活节奏的加快，生活和工作压力的加大，人们极易产生情志不遂，引发肝气郁结等不适，故何教授认为岭南脾胃病的病机已从20世纪60年代的脾虚为主，演变为肝气犯脾、湿郁化热、脾虚不运的多元病机。反复胃脘疼痛10年余之老年患者，痛连两胁，胸闷嗳气，泛酸嘈杂，遇忧思烦恼时症状发作或加重，舌苔薄黄，脉弦细。其痛连两胁，遇忧思烦恼时症状发作或加重，皆肝郁气滞之因；肝火犯胃，胃失和降，故胸闷嗳气，泛酸嘈杂；肝火循经上炎，故口苦；舌红苔黄，脉象弦数，应用柴胡疏肝散合左金丸治之。柴胡疏肝为主方，解患者情志之郁，合左金丸泻久郁之火。左金丸出自《丹溪心法》，具有泻肝火、行湿、开痞结之功效。主治肝火犯胃，嘈杂吞酸，呕吐胁痛，筋疝痞结，霍乱转筋。《伤寒论》中提到"少阴病，四逆，其人或咳，或悸，或小便不利，或腹中痛，或泻利下重者，四逆散主之。"《注解伤寒论·卷六》："四逆者，四肢不温也。伤寒邪在三阳，则手足必热；传到太阴，手足自温；至少阴则邪热渐深，故四肢逆而不温也；及至厥阴，则手足厥冷，是又甚于逆。四逆散以散传阴之热也。"热淫于内，以酸收之，以苦发之。白芍之酸以收阴气；柴胡之苦以发表热。本病为郁而化火经典病例，平素临床患者症状纷繁，需要仔细辨证，抓住病机，常有合病。

五、预防调摄

食疗方如下。

1. 肝胃不和方——佛手猪肝粥

【材料】佛手10g，延胡索10g，制香附6g，猪肝100g，盐、姜丝、葱花适量。

【做法】将佛手、延胡索、制香附洗净，放入锅内，加入适量水，煮沸后，换小火煮15分钟，再放入切片的猪肝以及盐、姜丝、葱花，煮熟后即可食用。

【功效】可舒肝和胃、行气止痛，用于肝气郁结、精神郁闷引起的胃脘闷痛。

2. 胃络瘀阻方——三七鸡蛋羹

【材料】三七末3g，藕汁30ml，鸡蛋1个，白糖少许。

【做法】将鸡蛋倒入碗中搅拌；用鲜藕汁及三七末，加白糖，与鸡蛋搅匀，隔水炖熟服食。

【功效】可治血瘀型胃溃疡、十二指肠溃疡以及出血。

3. 脾胃虚寒（弱）方——刺五加小茴鸡肉汤

【材料】刺五加 10g，小茴香 10g，鸡肉 250g，红枣 5 个。

【做法】将刺五加、小茴香、红枣（去核）洗净；鸡肉切去肥脂，放入开水中焯过，吊干水。把全部用料放入锅内，加清水适量，武火煮沸后，文火煮 2 小时，调味即可，随量饮用。

【功效】刺五加味辛、微苦，性微温，健脾益气。小茴香味辛，性温，开胃进食，理气散寒。本药膳适用于溃疡病脾胃虚寒型。

第十三章　吐酸病

一、概　　述

吐酸是指胃中酸水上泛，又称泛酸。若随即咽下称为吞酸，若随即吐出者称为吐酸，可单独出现，但常与胃痛兼见。

吐酸多见于西医的胃食管反流病。胃食管反流病是指胃十二指肠内容物（胃酸）反流入食管引起烧心等症状。食管和咽喉遇胃酸可引起损害，而当反流次数较频繁（一周至少 2~3 次）或者食管呈现反流的内镜下典型形态，则被定义为胃食管反流病。

《素问》“诸呕吐酸，暴注下迫，皆属于热”，认为本病证多属于热。《张氏类经》“盖凡饮留中焦，郁久成积，则木从火热化，因而作酸者，酸之热也……若客寒犯胃，顷刻成酸，本无郁热之谓”，说明吐酸不仅有热而且亦有寒，并与胃有关。《寿世保元》“夫酸者肝木之味也，由火盛制金，不能平木，则肝木自甚，故为酸也”，又说明吐酸与肝气有关。

二、病因病机

在中医领域，历代医家对吐酸病的认识和治疗积累了大量的经验。《黄帝内经》中虽未明确提出“吐酸”之名，但对脾胃的生理功能和病理变化已有深刻阐述，如“诸呕吐酸，暴注下迫，皆属于热”，为后世对吐酸病的认识奠定了基础。金元时期，朱震亨在《金匮钩玄》中指出“湿热在胃口上，饮食入胃，被湿热郁遏，其食不得传化，故作酸也”，强调了湿热在吐酸发病中的重要作用。岭南医学继承了祖国医学的理论和经验，又结合岭南地区的特点，为祖国医学的一个重要分支，其特点值得研究。何炎燊教授擅长治疗脾胃病、肝胆病等内科杂症，尤其在消化系统疾病的中医诊疗方面有独到经验。何炎燊教授认为，吐酸病的核心病机是“肝胃不和，气逆于上”，强调肝气郁结、横逆犯胃是发病的关键。肝失疏泄，胃气壅滞，郁而化热，热灼胃液则生酸；若脾胃素虚，则升降失常,胃气上逆而泛酸。此外,饮食不节(如嗜食辛辣肥甘)、情志失调(如忧思恼怒)常为诱因。

1. **热证**

(1)饮食不节,化热伤胃:长期过食辛辣、油腻、煎炸、炙烤等热性食物,或嗜酒(酒性辛热),导致胃中积热。热邪蕴结于胃,灼伤胃阴,胃气失和,腐熟功能亢进,酸水上泛,发为吐酸。

(2)抑郁恼怒,肝气郁结:长期情绪抑郁、恼怒,肝气郁结,郁而化火。肝火横逆犯胃,胃失和降,气逆于上,挟酸液上泛,形成吐酸。

(3)外感热邪,内传于胃:外感温热之邪(如暑热、湿热),或外邪入里化热,侵袭胃腑。热邪壅滞胃中,胃气壅塞,通降失常,酸水随胃气上逆而出。

(4)胃阴不足,虚热内生:素体阴虚,或热病伤津,胃阴耗损。胃阴亏虚,虚火内生,胃失濡润,气逆不降,酸液上泛。

(5)痰湿内生,郁久化热:脾胃运化失职,痰湿内生,郁久化热。湿热痰浊壅滞中焦,阻滞气机,胃气上逆而吐酸。热证吐酸的关键在于"胃热气逆",或因实火(如肝火、胃火),或因虚火(如胃阴不足),导致胃失和降,酸水随气上逆。

2. **寒证**

(1)脾胃虚寒,阳气不足:素体阳虚、久病伤阳、过食寒凉药物或饮食,损伤脾胃阳气。脾胃虚寒则腐熟无力,胃气壅滞不降,寒凝气逆,酸水上泛。

(2)饮食生冷,寒邪直中:长期嗜食生冷(如冰饮、瓜果)、暴饮寒凉。寒邪直犯胃腑,凝滞气机,胃气上逆,挟酸液而出。

(3)外感寒邪,侵袭中焦:腹部受凉、外感风寒(如淋雨、涉水),寒性收引,阻滞中焦气机,胃失和降。

(4)肝郁气滞,寒凝中焦:情志抑郁,肝气郁结,横逆犯胃,兼有中焦虚寒。肝郁加重胃寒气逆,酸水随气上冲。寒证吐酸本质为虚寒,治疗以"温补"为核心,兼顾制酸降逆。

3. **总结**　感受外邪、寒热客胃;情志不遂、思虑太过;饮食不节、烟酒无度;素罹胆病、胆邪犯胃以及禀赋不足、脾胃虚弱等为主要病因。脾胃虚弱,胃阴不足是胃食管反流病的发病基础。病位在食管和胃,与肝、胆、脾等脏腑功能失调密切相关。本证有寒热之分,以热证多见,属热者,多由肝郁化热犯胃所致；因寒者，多因脾胃虚弱，肝气以强凌弱犯胃而成。胃失和降，胃气上逆是其基本病机。病机特点：一为逆，二为热，三为郁。

三、辨证治疗

（一）辨证要点

1. **辨寒热**　热证吐酸，吞酸时作频繁，嗳腐气秽，胃脘部灼热疼痛，伴有口干口苦、咽干口渴、心烦易怒、大便干结、小便短赤等症状，舌苔黄腻，脉弦数或滑数。寒证吐酸，吐酸时作，嗳气酸腐，胸脘痞闷，喜吐涎沫，饮食喜热恶冷，四肢不温，大便溏薄，舌淡苔白，脉沉迟或弦紧。

2. **辨虚实**　实证吐酸多起病较急，病程较短，吐酸量多，气味酸腐，常伴有胃脘胀满疼痛、拒按、嗳气频作、大便秘结等症状。其病因多为饮食积滞、肝气犯胃、痰热内蕴等。虚证吐酸多起病缓慢，病程较长，吐酸时作时止，量少，或伴有口吐清水，胃脘隐痛、喜温喜按、神疲乏力、食欲不振、大便溏薄等症状。其病因多为脾胃虚弱、胃阴不足等。

3. **辨脏腑病位**　吐酸病主要与脾胃、肝密切相关。若以胃脘胀满疼痛、食欲不振、神疲乏力等症状为主，多为脾胃病变；若以胁肋胀痛、情志不畅、嗳气频繁等症状为主，多为肝气犯胃；若既有胃脘症状，又有胁肋不适，多为肝脾不和或肝胃不和。

（二）分型论治

1. 脾胃虚寒证

【症状】吐酸时作，泛吐清水，胃脘隐痛，喜温喜按，食欲不振，神疲乏力，四肢不温，大便溏薄，舌淡苔白，脉沉细弱。

【治法】温中健脾，和胃降逆。

【方药】香砂六君子汤合旋覆代赭汤（何炎燊教授经验方）。

党参15g，白术12g，茯苓15g，木香6g，砂仁（后下）6g，法半夏10g，陈皮10g，旋覆花9g，人参6g，生姜15g，代赭石3g，炙甘草9g，半夏9g，大枣10g。

对于脾胃虚寒型吐酸，何炎燊教授主张健脾与制酸并重，常用香砂六君子汤合旋覆代赭汤，佐以煅牡蛎、浙贝母等，强调“治酸需顾护中焦”，避免过度寒凉伤胃。

【中成药】人参胃康片（院内制剂）。

人参、黄芪、浙贝母、三七、海螵蛸、佛手、珍珠层粉、墨旱莲、白芍、甘草、蒲公英、郁金。能补气养胃，和中消炎，止痛。

2. 肝胃郁热证

【**症状**】吐酸频繁，胃脘灼痛，痛势急迫，心烦易怒，两胁胀痛，口苦咽干，嘈杂泛酸，大便秘结，小便短赤，舌红，苔黄，脉弦。

【**治法**】疏肝泄热，和胃降逆。

【**方药**】柴胡疏肝散合左金丸加减。

陈皮 10g，柴胡 10g，川芎 10g，香附 10g，枳壳 10g，白芍 10g，甘草 6g，黄连 6g，吴茱萸 10g。

【**加减**】肝火旺者，加栀子、牡丹皮；胃热明显者，加石膏、蒲公英；反酸严重者，加煅瓦楞子、海螵蛸以制酸。

3. 脾虚湿热证

【**症状**】餐后反酸，饱胀，胃脘灼痛，胸闷不舒，不欲饮食，身倦乏力，大便滞，舌淡或红，苔薄黄腻，脉细滑数。

【**治法**】清化湿热，健脾和胃。

【**方药**】黄连汤加减。

黄连 9g，甘草 9g，干姜 9g，桂枝 9g，人参 6g，半夏 6g，大枣 10g 等。

【**加减**】大便溏滞严重者，加木香、黄芩、茯苓；胃脘灼痛甚者，加吴茱萸、煅瓦楞子、乌贼骨。

4. 胃阴不足证

【**症状**】烧心，饥而不欲食，口干舌燥，食后饱胀，大便干燥，舌质红，少苔或无苔，脉细数。

【**治法**】滋养胃阴，和胃降逆。

【**方药**】益胃汤加减。

沙参 9g，麦冬 15g，冰糖 3g，细生地黄 15g，玉竹 10g，半夏 10g，枳实 10g，厚朴 10g，甘草 6g。

胃气以降为顺，何炎燊教授善用枳实、厚朴、半夏等理气降逆药，配合少量大黄通腑泄热（适用于便秘、舌苔黄厚者），使气机通畅，酸水自平。

【**中成药**】健胃消胀片（院内制剂）。

枳实、山药、甘草、有瓜石斛、沉香、鸡内金、醋莪术、大腹皮、墨旱莲、紫苏梗。能行气消胀,调和脾胃,主治症见上腹胀满,疼痛,恶心,嗳气,早饱,泛酸等症状。

5. **胆火上逆证**

【**症状**】口苦咽干,烧心,胁肋胀痛,胸背痛,反酸,嗳气或反食,心烦失眠;易饥,舌红,苔黄腻;脉弦滑。

【**治法**】清化胆热,降气和胃。

【**方药**】小柴胡汤合温胆汤加减。

柴胡 10g,黄芩 10g,人参 6g,半夏 10g,炙甘草 6g,生姜 10g,大枣 10g 等。

【**加减**】口苦呕恶重者,加焦山栀、香附、龙胆;津伤口干甚者,加沙参、麦冬、石斛。

6. **气郁痰阻证**

【**症状**】咽喉不适如有痰梗,胸膺不适,嗳气或反流,吞咽困难,声音嘶哑,半夜呛咳,舌苔白腻,脉弦滑。

【**治法**】行气开郁,降逆化痰。

【**方药**】半夏厚朴汤加减。

药用陈皮 15g,法半夏 12g,茯苓 12g,生姜 15g,竹茹 9g,炒枳实 9g,厚朴 9g,苏叶 6g 等。

【**加减**】失眠心悸、多汗者,加炙甘草、浮小麦、大枣;咽部红肿、痒痛者,加金银花、连翘、板蓝根。

7. **寒热错杂证**

【**症状**】胸骨后或胃脘部烧灼不适,反酸或泛吐清水,胃脘隐痛,喜温喜按,食欲不振,神疲乏力,肠鸣便溏,手足不温,口干口苦,舌质红,苔白,脉虚弱。

【**治法**】辛开苦降,和胃降气。

【**方药**】半夏泻心汤加减。

法半夏 12g,黄连 3g,黄芩 9g,干姜 9g,党参 15g,炙甘草 9g,煅瓦楞子(先煎) 15g,陈皮 9g,茯苓 15g,吴茱萸 3g,白术 9g,海螵蛸 15g,浙贝母 9g 等。

【**加减**】腹泻便溏者,加山药、炒薏苡仁;不寐者,加合欢皮、首乌藤;胸痛重者,加川楝子、延胡索。

四、医案解要

（一）颜正华医案

李某，女，60岁，1996年11月18日初诊。

【病史】患者反酸5年。因家中发生变故，近1月来病情加重。

【刻下症】患者胸骨后烧灼感及疼痛反复发作，食后加重，入夜尤甚，拒按，伴剑突下胀闷，嗳气，泛酸，口干，不欲食，大便不成形，每天1次，体瘦，面色萎黄，乏力，懒言，舌淡、苔白，脉沉弦。

【诊断】

西医诊断：反流性食管炎。

中医诊断：吐酸。

【治法】疏肝和胃，理气活血。

【方药】香附10g，枳壳10g，陈皮10g，焦三仙各10g，赤芍10g，丹参10g，醋延胡索10g，白芍20g，当归20g，太子参30g，黄连1.5g，吴茱萸5g，炙甘草6g。7剂，每天一剂，水煎服。

【二诊】患者服药后，烧灼感、疼痛及胀满减轻，仍神疲乏力，时有打呃、嗳气。治以活血益气，健脾养胃为法。原方去当归、焦三仙、赤芍、白芍、炙甘草，加白术20g，砂仁（后下）5g，旋覆花（包）10g。调理半月，诸症悉除。

【按】本案证属肝胃气滞，瘀血阻络，且患者疼痛感较重，故颜老治以疏肝和胃，理气活血。方中香附，枳壳，陈皮为疏肝理气之品，三者合用共奏和胃之功；赤芍，丹参，延胡索为活血化瘀止痛之品，三药配伍以达活血祛瘀之效；白芍，当归，太子参为补气养血佳品，针对患者体瘦，面色萎黄，乏力，懒言等虚症而用；黄连，吴茱萸则为制酸名方左金丸中之固定配伍，然考虑患者具体病症特点，黄连和吴茱萸用量较左金丸原方有较大变动。纵观全方，攻补兼具，动静相宜，疏肝活血之中亦有补养之意。二诊时，针对患者打呃、嗳气之症较显，酌加旋覆花，砂仁以行气降逆，气逆得止则反酸自消。

（二）颜正华医案

赵某，女，37岁，2002年1月20日初诊。

【病史】患者反酸、胀气、烧心1年，加重3个月。当地医院行胃镜检查，诊为反流性食管炎。月经周期正常，色、质无异常，二便调。

【刻下症】患者脘腹胀满牵及两胁，剑突下及胸骨后灼痛，食后尤甚，自觉时常有食物酸水上冲至咽喉，遇情绪波动时加重，伴纳差、心烦、口干苦、疲乏、睡眠差、舌红、苔白、脉弦滑。

【诊断】

西医诊断：反流性食管炎。

中医诊断：吐酸病（肝胃失和）。

【治法】疏肝和胃降逆。

【方药】柴胡 10g，香附 10g，焦三仙 10g，紫苏梗 10g，陈皮 10g，炒白芍 18g，炙甘草 6g，枳壳 12g，黄连 4g，吴茱萸 2g。7 剂，每天一剂，水煎服。嘱患者忌食生冷、油腻及甘酸之品。

【二诊】患者服药后胃脘及胸骨后胀痛明显减轻，口苦减，纳食好转，仍有反酸烧心、口干等症状。守方加海螵蛸 20g，改黄连 5g，吴茱萸 1.5g，以防气郁化热及加强制酸之功。

【三诊】患者服药后反酸等症明显减轻，效不更方，继服 10 剂，诸症大减，惟乏力、精力不支，以参苓白术散善后而安，随访一年未复发。

【按】本案患者脘腹胀满，牵及两胁，且病情遇情绪波动时加重，表明证属肝郁不舒，气滞扰胃。故治疗时方中多用柴胡、香附、紫苏梗、陈皮、枳壳等疏肝理气之品，并辅以白芍甘草汤柔肝止痛，左金丸制酸止呕。二诊时，针对患者之反酸烧心感，颜老加用海螵蛸以增强制酸止痛之效用，收效甚佳。纵观两诊处方，均精巧合法，简练精致，于平淡之中显奇效，实乃大师之作。

（三）何世东医案

马某，女，74 岁，2015 年 4 月 22 日初诊。

【病史】患者反复吐酸 30 余年。心肺腹体格检查未见明显异常，既往多次行胃镜检查未见异常。曾辗转多地医院就诊，未见明显改善。

【刻下症】患者餐后嗳气反酸，无明显腹胀，纳眠可，舌瘦红，苔薄黄腻，脉滑。

【诊断】

西医诊断：反流性食管炎。

中医诊断：吐酸病（脾虚湿滞，胃气上逆证）。

【治法】健脾祛湿，行气降逆。

【方药】陈皮 5g，法半夏 15g，太子参 15g，茯苓 20g，白术 15g，甘草 5g，鸡内金 15g，五指毛桃 30g，柿蒂 10g，刀豆 10g，海螵蛸 15g，茵陈 15g。7 剂，水煎服，温服，每天 1 剂。

【二诊】2015 年 4 月 29 日，进药 7 剂，患者诉嗳气反酸之情况好转，双下肢浮肿，纳眠可，大便正常，口干，舌瘦红，苔薄黄腻，脉滑缓。症状明显缓解，出现下肢浮肿，考虑脾虚水泛，仍谨守病机，加强健脾利水，守首诊方去柿蒂、五指毛桃，加刺五加、薏苡仁，方药如下：陈皮 5g，法半夏 15g，太子参 15g，茯苓 20g，白术 15g，甘草 5g，鸡内金 15g，刺五加 30g，薏苡仁 30g，刀豆 10g，海螵蛸 15g，茵陈 15g。10 剂，水煎服，温服，每天 1 剂。

【三诊】2015 年 5 月 9 日，患者嗳气明显缓解，双下肢无浮肿，胃纳可，大便正常，眠安，舌瘦红，苔薄黄。患者准备回老家，继予六君子汤为基础方治疗一周，嘱平时可服健脾理气之剂调摄，如服用陈夏六君子丸或山药薏米陈皮粥之类，随访至今未复发。

【按】此例患者反复吐酸 30 余年，多次查胃镜均未见明显器质性病变，可诊断为反流性食管炎。首诊结合患者症状及舌脉，考虑患者年老体衰，病情日久，脾虚为本，脾虚失运，湿邪阻滞，气机运行不畅，而致胃气上逆，发为吐酸。因病机存在虚实夹杂的情况，治疗上应抓住病机，标本兼治，用益气健脾、燥湿化痰的六君子汤加减，再加五指毛桃、茵陈、鸡内金、海螵蛸健脾祛湿、消食制酸，柿蒂、刀豆降逆止呕。

（四）何世东医案

吴某，女，42 岁，2014 年 5 月 14 日初诊。

【病史】患者反复上腹烧灼感 10 个月余。患者 10 个月余前出现上腹部烧灼感，伴嗳气，情绪时有低落，容易发脾气，进食后、情绪低落时症状明显，无恶心呕吐，无腹痛腹泻。舌红，苔薄黄，脉沉细。体格检查未见明显异常。一直未予系统诊治，症状反复。

【刻下症】患者上腹部烧灼感，伴嗳气，情绪时有低落，容易发脾气，进食后、情绪低落时症状明显，无恶心呕吐，无腹痛腹泻。舌红，苔薄黄，脉沉细。

【辅助检查】胃镜结果显示：上消化道未见明显器质性病变。

【诊断】

西医诊断：胃食管反流病。

中医诊断：吐酸病（脾虚胃热，肝郁气滞证）。

【治法】疏肝理气，温阳化湿。

【方药】四逆散加减。

柴胡10g，枳实10g，白芍10g，海螵蛸15g，鸡内金15g，茵陈15g，熟附子（先煎）10g，乌药15g，太子参15g，厚朴（后下）10g，白蔻仁（后下）5g。10剂，水煎服，温服，每天1剂。

【二诊】2014年5月24日，患者诉上腹部隐痛，时有灼热感，拒按，有上腹部胀满，呃逆、嗳气，胃纳一般，大便稀溏，每天排便1~2次。舌红，苔薄黄，脉沉细。证属寒热互结，拟方如下：法半夏15g，太子参15g，干姜5g，黄连5g，柴胡15g，白芍15g，茯苓20g，海螵蛸15g，白术15g，紫苏梗10g，香附10g，厚朴（后下）10g。7剂，水煎服，温服，每天1剂。

【三诊】2014年5月31日，患者诉无上腹痛，腹胀明显减轻，以二诊方为基础，加减治之半月余，嗳气反酸症状消失，大便成形，每天排便1~2次。随访至今，该病未复发。

【按】本医案的患者素体本脾阳不足，因情志不畅、易发脾气，导致肝脾气机郁滞，升降失常，引发上腹部胀满，首诊辨证为肝气郁结，脾阳亏虚，选方以四逆散加减，疏肝理气，温阳化湿，方中柴胡疏肝理气，乌药顺气开郁，枳实、厚朴行气消胀，白芍柔肝解郁，熟附子温脾阳，鸡内金消食除胀，海螵蛸制酸，太子参补脾气，茵陈、白蔻仁化湿。方中以行气药为主，抒发肝气，调畅中焦气机，直中病机。二诊患者出现上腹痛，有灼热感，拒按，腹胀，嗳气等一派“热象、实象”，但患者脉象沉细，本质为脾阳不足，寒热仍互结于心下，切忌因表象而妄投寒凉清热药，改方为半夏泻心汤，寒热平调，散结除痞。方中法半夏散结除痞，又善降逆止呕，故为君药，臣药以干姜之辛热温中散寒，黄连之苦寒泄热开痞，上三味药寒热平调，辛开苦降，因患者脾阳不足，又无上焦热象，故去黄芩，以防寒凉药太过而进一步损伤脾阳。柴胡、厚朴、香附、白芍疏肝柔肝，行气消胀，条达全身气机，佐以太子参、白术、茯苓补脾虚、祛湿，海螵蛸制酸止痛。何教授根据本病患者病情变化，紧扣病机，随证处方，不被假象欺瞒，谨守病机，应手取效果。

名家验方

加减旋覆代赭汤

组成：旋覆花（布包煎）15g，代赭石（布包煎）15g，党参15g，生姜6g，半夏15g，炙甘草5g，大枣4枚，黄连6g，苏叶10g。

加减：气逆至咽者，加木蝴蝶、枇杷叶；口苦，咽干者，去生姜，加竹茹、芦根；嘈杂吞酸，或呕吐酸水者，去大枣，加海螵蛸、煅瓦楞子；中寒吐清涎，遇寒痛增者，加吴茱萸、高良姜；大便色棕黑，或检验有潜血者，生姜改炮姜，加三七、蒲黄；大便溏薄者，加白术、砂仁；肝郁不舒，胁痛口酸苦者，加左金丸。

主治：反流性胃炎，食道炎，食物反流，吞酸，呕吐，胸脘痞痛，口苦，吐涎沫。舌苔白腻，中心微黄，脉滑或弦数。

按：何炎燊教授认为，《伤寒论》之"旋覆代赭汤"原治"伤寒……解后，心下痞硬，噫气不除"，须加入连苏饮（黄连、苏叶）以治反流性胃炎、食管炎，方用旋覆花、半夏，辛宣气机，使升降不乖，党参、甘草、生姜、大枣补脾养胃，代赭石重以镇逆，则呕吐反胃可止。现加入黄连，苦降胃火之上升，苏叶辛以通降顺气，更可增强疗效。

至于方中之代赭石，古人多称其是"重可镇怯"，但近年有医者谈此药大苦大寒，只宜于实证。据何老多年临床体会，此药性质和平，非阴寒之品。又，旋覆花、代赭石均宜布包煎，则煎出之药汁无混浊夹药渣之弊，较易口服。

五、预防调摄

（一）食疗药膳

1. **生姜大枣粥**　生姜10g，大枣5枚，粳米100g。将生姜洗净切丝，大枣去核，与粳米同煮成粥，具有温中散寒、和胃止呕的作用，适用于脾胃虚寒型吐酸。

2. **山药薏苡仁粥**　山药30g，薏苡仁30g，粳米100g。将山药、薏苡仁、粳米洗净，加水煮成粥，有健脾益胃、化湿止酸的功效，适合脾胃虚弱者。

（二）饮食宜忌

1. **"肥"**　高脂肪类膳食，其易引起下食管括约肌的松弛。

2. **"甘"**　甜食均易聚湿生痰，造成反酸，包括糖果、咖啡、奶茶等。

3. **"厚腻"**　指脂肪类饮食，也指烹制食品时的浓油赤酱。

4. **"生冷"**　指未加工的食品，尤其是柑橘类水果，如橘子、橙子、柚子等，易导致胃反酸，建议脾胃虚寒者少吃。

5. **"辛辣"**　辛辣类饮食会刺激黏膜产生炎症，引起胃火偏盛、胃阴亏耗，从而出现烧心等不适。

6. **"刺激"**　指过酸、过麻辣、过烫等刺激性食物，这些食物均能引起反流或食管黏膜损伤。另外，还需注意避免过饱。

（三）情志调护

1. 保持心情愉悦，避免过度焦虑、紧张、抑郁等不良情绪，以免情志不畅，影响脾胃功能，导致胃酸分泌异常。

2. 可通过听音乐、散步、瑜伽等方式放松心情，缓解压力，有助于预防吐酸病的发生。

（四）生活习惯调整

1. 戒烟戒酒，烟草中的尼古丁和酒精均可刺激胃黏膜，导致胃酸分泌过多，加重病情。

2. 避免过度劳累，保证充足的睡眠时间，有助于脾胃功能的恢复和调节。

3. 适当进行体育锻炼，如慢跑、太极拳等，可增强体质，增强脾胃功能，预防吐酸病的发生。

4. 睡前或平躺前禁食，抬高床头也是必要的调摄手段。

第十四章　胆石

一、概　　述

中医所说之“胆”，指的是整个胆道系统，包括胆管和胆囊。中医认为，“胆者，中清之府”，以通降为顺。对于胆石的认知，《灵枢·经脉》中有“胆足少阳之脉……是动则病口苦，善太息，心胁痛，不能转侧”等相关胆石临床症状的描述。根据临床症状，属于中医“胆石”“腹痛”“黄疸”的范畴。

胆病多为“有形之邪”，最为常见的就是胆石，包括胆囊结石、肝内外的胆管结石。本章主要论述肝胆管结石病急性发作期。

二、病因病机

胆石，病位主要责之于肝胆，亦与脾胃及肾有关。中医注重整体观念，提倡“天人合一”，病因涉及情志不遂、饮食不节、跌打损伤、久病体虚等。上述因素引起肝气郁结、肝失条达，或瘀血阻滞、痹阻胁络，或湿热蕴结、肝失疏泄，或肝阴不足、络脉失养等诸多病理变化，最终发为胁痛。病理因素包括气滞、血瘀、湿热、阴虚，基本病机属肝络失和，可概括为“不通则痛”与“不荣则痛”两类。其中，因肝郁气滞、瘀血阻滞、湿热蕴结所致的胁痛多属实证，为“不通则痛”，较多见；因阴血不足、肝络失养所致的胁痛则为虚证，属“不荣则痛”。

岭南地区居民平素嗜食肥甘厚味，酒肉损伤脾胃且助生湿热；久居岭南之地，外受湿热之邪；加之工作压力大，易肝气郁结，气机不通，胆汁排泄失常而淤积体内，故见胁痛、黄疸、胆石形成。辨证论治不能脱离地域、气候的特点，需结合当地气候、生活方式等。何世东教授认为胆石多因气机郁结，血流不畅，津液凝滞，不通则痛贯穿整个疾病的始终，因此，治疗重点在于通，其次才是降。

1. **肝郁气滞**　气滞情志不舒，忧思恼怒，湿浊阻滞，胆气不舒则见右上腹胀满，或阵发性绞痛，痛引肩背，或伴胃脘部痞满，厌食油腻。

周正主任认为，胆为气机升降之枢机，枢机不利，升降失常，开合不畅而诸症百出，阻于上焦则见胸胁痛，善咳喘；克犯中土则呕苦汁，呃逆，纳呆，口苦，脘胁胀满、疼痛；阻于下焦则见小便短涩；阻于经络则耳痛鸣聋。

2. **肝胆湿热**　湿热或热毒肝胆疾病在急性期多为湿热，胆腑湿热是胆腑的功能异常，胆囊局部或胆经的病理改变而出现的一组症状。

何世东教授认为，胆石多由胆腑感受湿热外邪；或过食肥甘，内生湿热；或肝气郁滞，疏泄失常，胆汁郁结，久而生热；或肝之湿热下移于胆；或脾胃升降障碍，湿热逆犯于胆造成湿热蕴结胆腑或胆经经络，从而引起右上腹疼痛；或阵发性加剧，痛引肩背；或伴沉重感，高热寒战，口苦咽干，恶心呕吐；或出现巩膜黄染，尿黄，大便秘结，右上腹压痛；甚或右胁肋剧痛，腹胀而满，拒按，寒热往来，神昏谵语，四肢厥冷。

3. **瘀血阻滞**　忧思恼怒，情志不舒，湿浊阻滞，导致血行不畅而发生瘀血，症见右上腹刺痛，拒按，或阵发性加剧，痛引肩背，腹内癥结，或伴沉重感，或出现巩膜黄染，尿黄，大便秘结，右上腹压痛。

4. **肝阴不足**　阴虚少阳常少血多气，或过食辛辣，或湿、热伤阴，而症见右上腹隐痛，或出现巩膜黄染，尿黄，大便秘结，口苦咽干，潮热盗汗，皮肤干涩，瘙痒等症状。

三、辨证治疗

（一）辨证分型

1. 肝郁气滞证

【症状】右胁胀痛，可牵扯至肩背部疼痛不适，食欲不振，遇怒加重，胸闷，嗳气，时有恶心，口苦咽干，大便不爽。舌淡红，苔薄白，脉弦涩。

【治法】疏肝理气，利胆排石。

【方药】柴胡疏肝散加减。

柴胡 15g，白芍 9~30g，枳壳 9~15g，香附 10g，川芎 10g，陈皮 10g，金钱草 15~30g，炙甘草 5~10g。

【加减】口干口苦、失眠者，加牡丹皮、栀子、黄连；胸胁苦满疼痛、善太息者，加川楝子。

2. 肝胆湿热证

【症状】右胁或上腹部疼痛拒按，多向右肩部放射，小便黄赤，便溏或便秘，恶寒发热，身目发黄，口苦口黏口干，腹胀纳差，全身困重乏力，恶心欲吐。舌质红，苔黄腻，脉弦滑数。

【治法】清热祛湿，利胆排石。

【方药】加减大柴胡汤（何老新订方）合茵陈蒿汤。

柴胡 15g，黄芩 10g，厚朴 10g，枳实 10g，金钱草 30g，茯苓 10g，茵陈 30g，大黄（后下）10g，栀子 10g，郁金 15g，甘草 10g，白芍 20g，鸡内金 10g。

【加减】黄疸鲜明者，加龙胆；腹胀甚，大便秘结者，加芒硝、莱菔子；小便赤涩不利者，加淡竹叶。

3. **瘀血阻滞证**

【症状】右胁部刺痛，痛有定处拒按，入夜痛甚，口苦口干，胸闷纳呆，大便干结，面色晦暗。舌质紫暗，或舌边有瘀斑、瘀点，脉弦涩或沉细。

【治法】疏肝利胆，活血化瘀。

【方药】膈下逐瘀汤加减。

炒五灵脂 10g，当归 10g，川芎 10g，桃仁 15g，牡丹皮 15g，赤芍 15g，乌药 10g，延胡索 15~30g，香附 10g，红花 10~15g，枳壳 10g，炙甘草 5g，金钱草 30g。

【加减】瘀血较重者，加三棱、莪术、虻虫；疼痛明显者，加乳香、没药、丹参。

4. **肝阴不足证**

【症状】右胁部隐痛或略有灼热感，午后低热，或五心烦热，双目干涩，口燥咽干，急躁易怒，头晕目眩，少寐多梦，舌红或有裂纹或见光剥苔，脉弦细数或沉细数。

【治法】滋阴清热，利胆排石。

【方药】一贯煎加减。

生地黄 15g，沙参 15g，麦冬 9~15g，阿胶（烊服）10g，赤芍 15g，白芍 15g，枸杞子 15g，川楝子 10g，鸡内金 15g，丹参 15g，枳壳 10~15g。

【加减】咽干、口燥、舌红少津者，加天花粉、玄参；阴虚火旺者，加知母、黄柏；低热者，加青蒿、地骨皮。

（二）中成药治疗

1. **消炎利胆片**　功效：清热、祛湿、利胆。组成：穿心莲、溪黄草、苦木。适于肝胆湿热证。

2. **舒肝扶正片**　院内制剂，由人参、白术、茯苓、柴胡、枳壳等药组成，每次 6 片，每日 3 次。

四、医案解要

（一）何世东医案

黎某，男，45 岁，1987 年 8 月 11 日初诊。

【病史】患者右上腹疼痛伴发热 1 周。患者于 1963 年诊断出胆石、胆囊炎，在某医院行胆道取石术及胆囊切除术，胆石于 1967 年复发，第 2 次行胆道取石术，之后间断出现右上腹疼痛以及黄疸。1987 年 8 月 4 日，患者再次出现恶寒，发热达 40℃，右上腹疼痛，3 天后出现黄疸，在当地医院应用抗生素治疗后热退，痛减，但黄疸加深，遂于 1987 年 8 月 11 日入院治疗。

【刻下症】患者面目黄染，尿色深黄，大便烂，色如白土，舌红、苔黄腻欠润，脉弦。体格检查：右上腹压痛明显，无反跳痛。

【辅助检查】尿胆红素强阳性，尿胆素及尿胆原阴性。B 超检查提示胆总管扩张 1.4cm，其内可见一枚大小 1.1cm × 1.2cm 的结石。

【诊断】

西医诊断：胆管结石。

中医诊断：胆石（肝胆湿热证）。

【治法】清热祛湿，利胆排石。

【方药】大柴胡汤加减。

柴胡 15g，郁金 15g，丹参 15g，白芍 20g，黄芩 12g，大黄（后下）12g，玄明粉（冲）10g，枳实 15g，金钱草 30g，甘草 5g，法半夏 15g，茵陈 30g，鸡内金 10g，木香（后下）20g。5 剂，水煎服，每天 1 剂。

【二诊】患者自诉药后每天大便 2 次，腹痛减，但尿黄，粪白如前。守首诊方服至 1987 年 8 月 21 日，大便转黄，尿稍清。遂守首诊方去柴胡、玄明粉，共 6 剂，水煎服，每天 2 剂，早晚分服。

【三诊】患者服药后大便色深黄，尿清，黄疸消退，肝功能正常，仍守二诊方每天 2 剂，1987 年 8 月 30 日痊愈出院。出院后再每天服 1 剂，20 天后 B 超复查示胆总管无扩张，结石消失。

【按】何教授认为，肝内胆管结石病程中，气机郁结，血流不畅，津液凝滞，不通则痛贯穿整个疾病的始终，因此治疗重点在于通，其次才是降。本方适用于肝胆管结石未发展成急腹症的患者，尤其适合因肝胆管多发性泥沙样结石而不能手术者或术后反复发作者。本方排石进程较慢，故服药要有耐心，且本方攻伐正气，久服可使正气虚弱，临床上可根据病情，酌加扶正之品。大柴胡汤体现了清、疏、通、降四法的综合运用，原方为《伤寒论》中治疗少阳阳明合病方。《金匮要略》载“按之心下满痛者，此为实也，当下之，宜大柴胡汤”，大柴胡汤由小柴胡汤合并小承气汤加减而来，是以和解为主及泻下并用之剂，体现清热利胆之法。临床上应用于少阳邪热未解、阳明里热炽盛之证，以往来寒热、胸胁苦满、心下满痛、呕吐、便秘、苔黄、脉弦数有力为辨证要点。本方中柴胡疏达少阳气机，驱邪外出；黄芩清肝胆之热；胆石阻滞胆道，气机不畅，疏泄失职而致血行不畅，大黄活血化瘀、利胆通腑，可使血行流畅，胆道通调，而且又能清热解毒，泻肝胆之火，引导热从肠道下出于后窍，利胆通腑以开邪热下行之路；法半夏燥湿；枳实行气破滞消痞、疏理气机，配伍木香行气燥湿，增强行气导滞止痛之功效，与大黄同用，可以增强胆管蠕动促使结石下行，再配溶化结石的金钱草、鸡内金，排石效果更好；白芍、甘草柔肝缓急；茵陈善渗肝胆之湿，引导湿从三焦下出前阴，长于清热利湿退黄，配伍郁金清热利湿；丹参活血止痛，利于结石排出。本方通过疏肝、清肝、柔肝，应用清、疏、通、降四法，使肝胆功能恢复正常而达到治疗的目的，能够促进胆汁分泌，保持胆汁引流通畅，促使残余结石随津液排出体外和减少结石复发，甚至可以让患者避免手术。

（二）周正医案

陈某，女，63 岁，2024 年 7 月 5 日初诊。

【病史】患者于 2 年前因反复出现右上腹疼痛，伴恶心、呕吐，且疼痛向右肩部放射，同时伴有黄疸等症状，经检查确诊为胆总管结石，随后在医院接受了内镜逆行胰胆管造影术取石治疗，术后恢复尚可，1 周前出现胸胁后背刺痛，疼痛呈持续性，尤其在情绪激动、发怒时，疼痛程度明显加重。

【刻下症】患者近 1 周感胸胁后背刺痛，痛及头面，遇怒加重，不欲食纳，口干，口苦，恶心，便结，舌淡红，苔薄白，脉弦涩。

【辅助检查】B 超示：肝内胆管结石。

【诊断】

西医诊断：胆管结石。

中医诊断：胆石（肝郁气滞证）。

【治法】疏肝理气，利胆排石。

【方药】柴胡疏肝散加减。

柴胡 15g，白芍 30g，枳壳 15g，香附 10g，川芎 10g，陈皮 10g，金钱草 30g，炙甘草 10g，牡丹皮 10g，栀子 10g，黄连 5g，川楝子 10g，麦芽 30g。7 剂，每日 1 剂，早晚煎服。

【二诊】药服 7 剂，患者诸痛明显缓解，大便通畅，恶心已除，纳谷转香，舌苔转薄。原方加鸡内金 20g。14 剂，用法同前。

【三诊】患者诉诸痛已失，舌苔黄腻已化，复查 B 超示肝内胆管结石消失。又予原方去黄连、栀子，加党参 15g，茯苓 15g，7 剂。善后。

【按】《素问》有"胆者，中正之官，决断出焉"的论述。周教授认为，胆与肝互为表里，肝喜条达，主疏泄，胆汁的排泄源于肝的疏泄，故又有"肝宜疏散则和，胆宜泄降则平"之论。本案胸胁后背刺痛、口苦、便结、舌淡红、苔薄白，脉弦涩，腑气通降失司，肝胃失和，湿热瘀结成石毒伏于肝，"六腑以通为用""胆气以降为顺"，胆宜降，胆气通调，则胆汁随顺下行，胆气下降，胆腑清静宁谧，不致上逆为患。胆之疏泄有赖于肝，因此，利胆必疏肝，肝主升，胆主降，脾主升，胃主降，胆随胃降，肝随脾升，胆气不降与胃有关，肝气不升与脾有关。肝内胆管结石属胆胃不降者多，属肝脾不升者少。故予柴胡疏肝散加减，以达疏肝利胆、通降和胃，肝经气机调顺，湿热透化，胆腑通畅，胃气自和。二诊时加用鸡内金，以利于伏毒沙石消化。

（三）董明国医案

东某，男，76 岁，2018 年 6 月 20 日初诊。

【病史】患者于 1 个月前无明显诱因出现上腹持续性胀痛，阵发性加剧，部位在剑突下及右上腹，餐后约半小时疼痛稍加重，空腹时减轻，同时身目尿黄，腹部 CT 检查结果提示：肝内外胆管扩张，胆囊增大，可能是胆总管结石。

【刻下症】患者上腹部疼痛不适，入夜加重，全身皮肤巩膜黄染，小便黄，口干口苦，大便干结，舌质紫暗，苔黄，脉弦涩。

【辅助检查】2018 年 6 月 19 日肝功能：DBIL 65.3μmol/L，IBIL 22.4μmol/L，TBIL 87.7μmol/L，ALT 277U/L，AST 180U/L。腹腔 B 超示胆囊结石，胆总管下段结石伴扩张，胆总管壁水肿。

【诊断】

西医诊断：胆总管结石。

中医诊断：胆石（瘀血阻滞证）。

【治法】疏肝利胆，活血化瘀。

【方药】膈下逐瘀汤加减。

炒五灵脂10g，当归10g，川芎10g，桃仁15g，牡丹皮15g，赤芍15g，乌药10g，延胡索15g，香附10g，红花10g，枳壳10g，三棱10g，莪术10g，炙甘草5g，金钱草30g。7剂，水煎服，日1剂。

【二诊】服药后，患者上腹疼痛明显好转，皮肤黄染、小便黄已有减退，大便干结较前改善。舌质暗红，苔微黄，脉弦涩。前法得效，去三棱、莪术，加郁金20g，加强疏肝利胆消石，7剂，水煎服，日1剂。

【三诊】服药后，患者上腹疼痛已微，皮肤黄染、小便黄大为减退，易疲劳，大便正常，舌暗红，苔薄黄，脉弦涩。2018年7月3日复查肝功能：DBIL 21.4μmol/L，IBIL 13.7μmol/L，TBIL 35.1μmol/L，ALT 45.5U/L，AST 36.2U/L。2018年7月3日腹部B超，结果显示：胆囊结石，胆总管壁增粗，轻度水肿。继守原法加减为宜。拟方继以调之以善其后。

组方如下：炒五灵脂10g，当归10g，川芎10g，桃仁15g，牡丹皮15g，赤芍15g，乌药10g，香附10g，红花10g，枳壳10g，鸡内金20g，金钱草30g，郁金20g，麦芽30g，茯苓20g。7剂，水煎服，日1剂。

【按】董教授认为，胆石本质是"肝胆疏泄失常，湿热瘀阻成石"，气滞血瘀与湿热交织，形成结石"有形之邪"，阻塞胆道。核心病机：不通则痛，不荣则痛。治疗需"标本兼治"，急则通腑止痛，缓则疏肝健脾、化石防复。本案患者因胆管下段结石梗阻胆道、胆汁外溢而发病，舌质紫暗，苔黄，脉弦涩。辨证为瘀血阻滞，予膈下逐瘀汤加减，方中桃红四物汤活血化瘀；乌药、香附、延胡索、枳壳、五灵脂理气导滞；牡丹皮清肝经之瘀热；金钱草除湿退黄，解毒消肿之功，为利胆排石之要药；甘草调和药性。诸药合用，以冀理气疏肝，活血化瘀之功。

名家验方

1. 胆道排石汤（邓铁涛方）

组成：柴胡10g，太子参15g，金钱草30g，郁金12g，白芍15g，蒲黄6g，五灵脂6g，甘草3g。

加减：热盛者，去太子参，加黄芩、栀子；湿盛者，去太子参，加茵陈、木通；大便秘结者，去太子参，加玄明粉、枳壳或大黄；脾虚较甚者，加云苓、白术。

功效：舒肝利胆排石。

主治：肝郁气滞。

按：胆腑以疏泄通降为顺，若肝胆郁结或中焦湿热滞结，均能引致胆道不通而发生痛证。气郁与湿热多与精神刺激、气候失常和饮食不节有关，加上局部某些刺激因素，如胆道内的异物、寄生虫体、虫卵或细菌等，引起胆道的感染与结石。本病出现的寒热往来、恶心呕吐等，均属少阳胆经证。出现其他消化道的证候，是由于肝气郁结，侵犯脾胃，脾胃运化障碍所致；如果湿浊停留，郁湿化热，可以出现黄疸，所谓“瘀热在里，身必发黄”。

2. 柴胡排石汤（刘渡舟方）

组成：柴胡 18g，黄芩 10g，金钱草 30g，虎杖 16g，海金沙 10g，鸡内金 10g，川楝子 10g，延胡索 10g，鱼腥草 15g，片姜黄 10g，茵陈 15g，白芍 16g，刘寄奴 10g。

功效：疏肝利胆、清热利湿。

主治：肝胆湿热郁结。

按：胁痛多责之于肝胆。因肝在胁下，胆附于肝，其经脉布于两胁。因此，肝胆有病，往往反映到胁肋部位而发生疼痛。如《灵枢·五邪》中提到的：“邪在肝，则两胁中痛。”《灵枢·胀论》有云：“胆胀者，胁下痛胀，口中苦，善太息。”胆结石往往以胁痛为其主要表现。在治疗上，一方面要清利湿热以排石，另一方面当疏利肝胆气机而解其郁。柴胡排石汤是在小柴胡汤的基础上加减而成。具有疏利肝胆，清利湿热，消石止痛的功效。

3. 疏清通利排石汤（朱良春方）

组成：柴胡 6g，九香虫 6g，徐长卿 15g，延胡索 15g，郁金 15g，青蒿 15g，蒲公英 30g，石见穿 30g，冬葵子 10g，赤芍 10g，鸡内金 10g，芒硝（分冲）4g。

功效：清肝利胆排石。

主治：肝郁气滞型胆石。

按：针对因久病体弱，寒热夹杂，气机升降失常，久而酿砂成石，脉络不通所致的胆石，治宜清肝利胆排石，朱老自拟疏清通利排石汤治疗。方中柴胡、郁金疏肝解郁、利胆消石；蒲公英、石见穿、赤芍、青蒿取其清肝利胆、化痰行瘀、透泻郁火、清退低热之用；冬葵子滑利，通窍利浊，排毒抗感染；鸡内金化石；九香虫配柴胡、郁金、延胡索理气止痛，上通下达，使结石易于排出；徐长卿能调整脾胃功能，镇痛抗感染，配合郁金、延胡索，效验甚著；更妙在以芒硝代大黄，更合久病体弱，胃气大虚，或年老患者之治，此即所谓取大柴胡汤之意也。

4. 胆道排石汤1号方（吴咸中方）

组成：柴胡12g，郁金12g，枳壳12g，金钱草30g，大黄30g，广木香18g。

功效：疏肝理气、利胆排石。

主治：肝郁气滞型胆石。

按：吴老认为，本方适宜治疗证因肝气失疏，气机阻滞所致的胆石。治以疏肝理气为主，自拟胆道排石汤1号方治疗。方中柴胡疏肝理气，金钱草清热利湿，郁金活血止痛，木香、枳壳理气止痛，大黄通里攻下。诸药合用，肝气舒畅，则结石排出。吴老认为，此方非常适合肝郁气滞型胆石患者使用。

特色疗法

大黄芒硝散外敷治疗　将大黄芒硝散（生大黄50g和芒硝100g，捣碎充分混合均匀）装入干净的布袋中。将装有药粉的布袋外敷于患者的全腹部，并妥善固定好；外敷前在患者整个腹部涂抹少量凡士林，防止患者皮肤烫伤；如果发现患者腹部皮肤有烫伤的迹象，应先暂停1~2小时观察腹部皮肤情况后再继续外敷；大黄芒硝散每天更换1次。

五、预防调摄

应对每位患者进行健康生活方式的教育，具体如下。

1. **情志调摄**　同第六章。
2. **饮食护理**　指导患者养成良好的饮食习惯。

（1）限制脂肪类食物的摄入：由于胆石的形成与体内胆固醇过高密切相关，因此不要过多地摄入脂肪和胆固醇含量高的食物，例如肥肉、动物内脏、蛋黄、鱼子酱等。

（2）饮食规律，重视早餐：胆石的形成与胆汁的分泌排泄密切相关，储存在胆囊中的胆汁如果得不到及时排泄会诱导结石形成，尤其是肝脏整夜进行分泌活动后，没有早餐饮食的刺激排泄，不利于预防控制胆石。

（3）避免酒等刺激性食物和过饱饮食：味道浓烈的食物会刺激胆道的运动，容易诱发胆石，例如酒、煎炸类食物等。过饱饮食会刺激奥迪括约肌的运动，加重胆、胰的工作量，诱发胆结石。

（4）多吃利胆和富含维生素A的食物：例如胡萝卜等，这些食物含有丰富的维生素A，又有一定的利胆溶石作用。

中医根据辨证论治，按照患者不同的体质和病因，提供以下几种食疗，仅供参考。

3. 食疗

（1）肝郁气滞证：宜选理气解郁类饮食，如佛手、金橘、陈皮、玫瑰花茶、山楂。避免易导致胀气的食物（如豆类，洋葱）。药膳：①陈皮佛手粥（陈皮5g，佛手10g，粳米50g煮粥）。②柴胡疏肝饮（柴胡10g，白芍10g，甘草3g，煮水代茶）。

（2）肝胆湿热证：宜食清热利湿类食物，如冬瓜、黄瓜、绿豆、薏苡仁、蒲公英、苦瓜。忌辛辣、油腻、甜食及酒精等。药膳：①金钱草茵陈茶（金钱草30g，茵陈15g，煮水代茶饮）；②玉米须赤小豆汤（玉米须30g，赤小豆50g，煮汤）。

（3）瘀血阻滞证：宜食活血行气，化瘀通络的食物，如山楂、黑木耳、生姜、玫瑰花茶、桃仁。忌辛辣刺激、油腻、生冷黏腻食物等。药膳：①山楂薏米粥（山楂10g，薏米30g，粳米50g，煮粥食用）；②三七丹参炖瘦肉（三七3g，丹参10g，瘦肉100g，炖汤）。

（4）肝阴不足证：宜食滋阴养肝的食物，如枸杞、百合、银耳、石斛、桑葚、黑芝麻、山药、梨、莲藕等。忌辛辣燥热（如辣椒、花椒）、烟酒、煎炸烤制、温热性食物（如羊肉、韭菜）等。药膳：①枸杞麦冬粥（枸杞10g，麦冬10g，粳米50g，煮粥食用）；②石斛玉竹瘦肉汤（石斛10g，玉竹10g，瘦肉100g，炖汤）；③银耳百合羹（银耳20g，百合15g，冰糖少许，糖尿病患者去糖）。

附录　东莞市中医院脾胃病学科建设源流

东莞市中医院脾胃病科历史悠久，1995 年成立了脾胃病学组，2006 年正式成立，现设有总院及分院两个病区，专科病床数共 110 张，每年住院人次超 3 000 人，门诊就诊人次近 80 000 人. 目前已发展成为集专科住院部、门诊、内镜中心、住院部、“四位一体”，中医特色优势明显，现代医学综合能力强，医教研协同发展的研究型科室。在学科带头人的指导下，脾胃病学积极传承国医大师杨春波教授、广东省名老中医何炎燊教授、周福生教授的学术思想，并结合董明国教授的学术思想及临床经验，积极吸收现代医学技术，利用先进医疗设施，在不断提高临床疗效水平的同时也积极开展学术研究，现已发展为医教协同高速发展的研究型学科，为东莞地区唯一国家级临床重点专科（中医专业）暨国家中医药管理局重点专科，同时也是国家中医优势专科建设单位、广东省中医药重点学科、东莞市重点专科。脾胃病学科团队发挥中医诊疗特色，总结多年临床经验，自主研发了人参胃康片、健胃消胀片、舒肝扶正片等院内制剂。目前科研方面，本学科取得国家自然科学基金项目 3 项，中国博士后基金 3 项，省部级课题 5 项，市局级课题 16 项；发表学术论文 100 多篇，其中 SCI 10 余篇，核心论文 60 余篇，出版著作 11 部。

东莞作为岭南地区的重要城市，其中医脾胃病学说深受岭南医学思想的影响，同时结合本地地理环境、气候特点及人文因素，形成了独具特色的脾胃病治疗流派。以何炎燊教授经典内科流派为例，在东莞的众多中医流派中，何炎燊教授以“古方今用，巧手融汇伤寒温病学说”为特色，他发皇古义、融合新知，创立了肝、脾、胃并重的脾胃学说思想，为岭南温病学的主要发扬者。何炎燊教授主张以调理脾胃气机升降为核心，注重温通驱寒、疏肝降气、健脾淡渗等治法，善于运用经典方剂灵活化裁，治疗脾胃疾病。其思想在岭南地区影响深远，为脾胃病学的发展作出了重要贡献。

何世东教授为第三批广东省名中医，东莞市中医院内科主任，广州中医药大学教授。岭南地区多温病，何世东教授在诊治温病时，指出温热病起病急，变化快，易伤阴化燥，易入营入血，故临床上多遵照王士雄《王氏潜斋医书》中“卫气营血”辨证：“在卫汗之可也，到气才可清气……入血就恐耗血动血，直须凉血散血。”在掌握此规律基础上要有早期截断的意识，他提出，对于温病早期的治疗，虽见卫分，或可兼见气分之邪，但由于起病急、变化快，不要拘泥于“在卫汗之可也”，此时就可卫气同治。用好“透”法，即在透解表邪的基础上早期重用清热解毒之品，或透邪泄热，或轻下祛邪，以期快速截断、取效，以免形成星火燎原之势。又如见气分热盛者，可在清气的基础上加用清营透热转气的紫雪丹、牛黄丸等，亦是同理。另外，随着胃肠道息肉的发病率及复发率升高，何教授认为胃肠道息肉的发生一因气虚，二因气郁，导致痰浊瘀血内生，痰瘀互阻而发。气虚者，无以推动血行，瘀阻脉络，阻滞气机，更致气滞血瘀，息肉内生，临床多见虚实夹杂；气郁者，气滞则血瘀，阻脉络，息肉内生，并可郁久化热，故常可兼夹湿热，多为实证。根据其病因病机，何教授治疗时把握人体气机的调畅通达，以健脾化痰、活血化瘀散结为主要治则，选方用药常用失笑散、四逆散等加减。选药如：黄芪、蒲黄、五灵脂、法半夏、莪术、薏苡仁、枳实、赤芍、柴胡、陈皮、皂角刺等，兼夹湿热者，加蒲公英、川连以清热祛湿。坚持施治，可改善患者气虚或湿热体质，从根源上治疗该病，有效地避免息肉复发。

董明国教授为东莞市中医院国家重点中医专科脾胃病科学科带头人，他专注于中西医结合治疗脾胃疾病，强调辨证论治，讲究整体观念、宏观角度，董教授认为医学研究不能脱离地理环境、社会环境、个人体质，应该因时、因地、因人制宜地去研究疾病和治疗疾病。由于岭南地处五岭之南，全年天气炎热，潮湿多雨，其民多喜食凉饮冷。董教授认为，受自然环境的影响及饮食习惯的不同，广东省居民多见脾虚湿热。故董教授在用药时常结合岭南的地理特点，增加健脾化湿的药物，同时董教授针对患者证型的不同，选用不同的方。董教授在临证中细察脾升胃降失调之主次，随机应变，灵活施治。针对以脾病为主病的患者时，董老讲究治脾七法，分别为以补中益气汤为代表法补脾；以香砂六君子汤为代表法运脾；以参苓白术散为代表法健脾；以温脾汤为代表法温脾；以黄土汤、归脾饮为代表法摄脾；以缩脾饮为代表法缩脾；以太子参、五爪龙之品为主养脾。

周正教授为东莞市中医院大内科副主任，脾胃病科主任，他的整体辨证思维核心源于《黄帝内经》和《伤寒论》,认为治疗疾病在于调理五脏气血阴阳平衡,调理时要以调理脾胃为先。脾胃疾病的病证众多,临床表现纷繁复杂,要通过抓住主要病因病机,立足于调理脾胃气机升降。诸如温通驱寒以降气滞,消食降积满自除,疏肝降气逆自消,健脾淡渗湿自降,甘温升阳浊自降,甘淡滋阴火自降,破气通腑积自降,辛开苦降痞自除,活血通络痛定除等,可谓治脾胃诸疾,万法不离降调脾胃。周教授认为中医辨证的核心思想是辨证论治,辨证论治的核心思想是"证-病-症-药"相结合,"证为本、病为枢、症为标、药为法",在临床诊治疾病过程中,通过四诊收集临床资料,探求病因病机,以确立治则治法,合理运用药物进行治疗是临证获得良好临床疗效的保证,在临床开具中药处方时,根据实际病情选用经方、验方或时方进行加减,需兼顾证、病、症,分清主次。在此基础上,随病证之不同而在治疗上不断变通。

参考文献

[1] 叶浩欣，黄铮桀，肖志鸿，等. 陈国良教授藿朴夏苓汤从脾论治慢性乙型肝炎经验[J]. 光明中医，2024，39(20)：4082-4084.

[2] 张凤敏，祁树浩，董明国，等. 理脾汤治疗气虚血瘀型肝纤维化的临床效果研究[J]. 现代诊断与治疗，2023，34(11)：1594-1597.

[3] 苏良伟，吴皓萌，郑欢，等. 脑-肠-菌轴学说与"血三脏"理论的相关性探讨[J]. 中国中医急症，2021，30(3)：458-462.

[4] 中华中医药学会脾胃病分会. 消化性溃疡中医诊疗专家共识(2023)[J]. 中医杂志，2024，65(10)：1086-1092.

跋

脾胃者，仓廪之官，五味出焉，气血生化之源也。古人有云“脾胃为后天之本”，盖言其维系生命、滋养周身之功。自仲景立“建中”“理中”之法，李杲创“脾胃论”之旨，历代医家于脾胃病之辨治，皆穷究精微，积累了丰富的理论与临床经验。今诸同仁勤求古训，博采众方，集多年临证心得，纂成《脾胃疾病辨治精粹》一书，邀余作序，余欣然应之。

本书上溯《黄帝内经》《伤寒论》之奥义，下承金元四家及明清温病学派之精华，系统梳理脾胃病学术源流，于病因病机、辨证分型、治法方药皆条分缕析，更辅以真实医案为佐证，理论与实践相得益彰。其特色有三：一曰“尊古而不泥古”，既恪守“脾宜升则健，胃宜降则和”之古训，又结合现代饮食结构、生活方式之变，创新辨证思路；二曰“辨证与辨病结合”，融汇中西医学之长，如对功能性消化不良、肠息肉等病，提出“病机分层论治”之策；三曰“地域特色鲜明”，岭南之地，湿热氤氲，民众脾胃多受其戕，书中于“湿热困脾”“暑湿伤胃”等证治尤多发挥，彰显“因时因地因人制宜”之智慧。

主编乃东莞市中医院脾胃科团队，深耕临床数十载，既得何炎燊教授（全国著名中医临床学家）及董明国（广东省名中医）传统师承之真传，又具黄绍刚团队现代科研之素养。书中医案皆源自真实病患，辨证如老吏断案，用药似良将布阵，或取经方之峻效，或施时方之轻灵，更附按语详析得失，读者可从中窥见“方-证-人”相应之妙谛。尤为可贵者，是书不囿于一家之言，对寒温攻补诸法皆持论公允，足见编者临证之圆机活法。

今值书稿付梓，余掩卷思之：当今之世，罹患脾胃病者日众，或因饮食不节，或缘情志失调，亦有滥用寒凉、误治致害者。此书问世，非惟为医者提供辨证之圭臬，更可令后学领悟“调脾胃以安五脏”之要义。愿读者得此一书，如明镜在手，临证之际，自可洞悉病本，药到病除。

杨春波

2025年9月